GESTÃO EM ANESTESIA

GESTÃO EM ANESTESIA

EDITOR
Arthur de Campos Vieira Abib

saesp

manole
editora

Projeto gráfico: Departamento Editorial da Editora Manole
Editoração eletrônica e ilustrações: Formato Editoração
Capa: Ricardo Yoshiaki Nitta Rodrigues
Imagem da capa: Istock.com

CIP-BRASIL. CATALOGAÇÃO NA PUBLICAÇÃO
SINDICATO NACIONAL DOS EDITORES DE LIVROS, RJ

G338

Gestão em anestesia / editor Arthur de Campos Vieira Adib. - 1. ed. - Santana de Parnaíba [SP] : Manole, 2024.
23 cm. (SAESP)

Inclui bibliografia e índice
ISBN 978-85-204-6611-7

1. Hospitais - Administração. 2. Centros cirúrgicos - Administração. 3. Anestesiologia. I. Título. II. Série.

CDD: 617.96
24-89276 CDU: 616-089.5

Meri Gleice Rodrigues de Souza - Bibliotecária - CRB-7/6439

01/04/2024 04/04/2024

Editora Manole Ltda.
Alameda América, 876
Tamboré – Santana de Parnaíba – SP – Brasil
CEP: 06543-315
Fone: (11) 4196-6000
www.manole.com.br | https://atendimento.manole.com.br/

Impresso no Brasil | *Printed in Brazil*

Editor

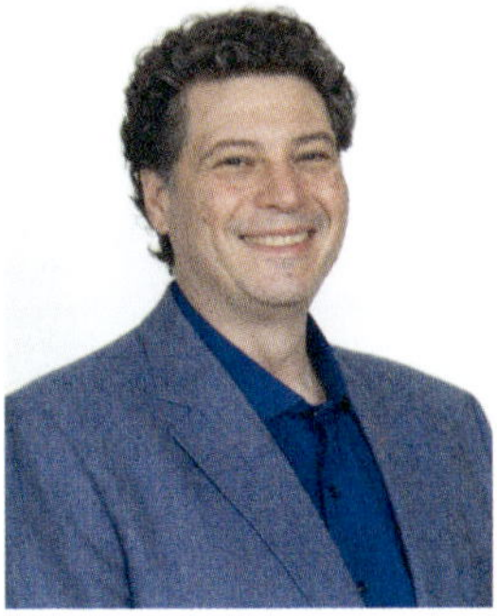

Arthur de Campos Vieira Abib

Diretor da CMA Anestesia. Coordenador do Serviço de Anestesia dos hospitais da Rede D'Or e Coordenador da Câmara Técnica Nacional de Anestesia e Cirurgia da Rede D'Or.

Autores

Adeli Mariane Lino Alfano

Possui formação médica pela Pontifícia Universidade Católica (PUC) Campinas. Fez sua Residência Médica em Anestesiologia no Hospital Sírio-Libanês. Possui pós-graduações em Anestesia Regional, Dor, Educação Médica e Intervenção em Dor e Medicina Regenerativa.

André Peres e Serra

Médico formado pela Universidade de São Paulo (USP). Residência médica em Anestesiologia pelo Hospital das Clínicas da Faculdade de Medicina da Universidade de São Paulo (HCFMUSP). MBA em Gestão Financeira pela Fundação Getulio Vargas (FGV). Diretor financeiro da Anextesia.

Arthur de Campos Vieira Abib

Diretor da CMA Anestesia. Coordenador do Serviço de Anestesia dos hospitais da Rede D'Or e Coordenador da Câmara Técnica Nacional de Anestesia e Cirurgia da Rede D'Or.

Beatriz Miron

Médica anestesiologista formada pela Faculdade de Medicina da Universidade de São Paulo (FMUSP). TSA, Coordenadora do Setor de Diagnóstico por Imagem do GAAP. Responsável pelo CET-GAAP- CUSC. Membro da Comissão de Educação Permanente – Sociedade Brasileira de Anestesiologia (SBA).

Cirilo Haddad Silveira

Especialista em Educação em Saúde. Coordenador da Residência Médica do CET/ Sociedade Brasileira de Anestesiologia (SBA) – GAAP-CUSC-HSC. Instrutor do Suporte Avançado de Vida em Anestesia (SAVA) – SBA. Membro do Núcleo de Apoio ao Ensino – SAESP. Professor do Centro Universitário São Camilo, SP.

Fábio Augusto Schiavuzzo

Médico Anestesiologista pelo Hospital das Clínicas da Faculdade de Medicina da Universidade de São Paulo (HCFMUSP). MBA Internacional Global Business Program – Fundação Getulio Vargas (FGV-SP) e University of Miami. Fundador e Diretor da ANEXTESIA. Conselheiro Fiscal da SAESP.

Fernando Nardy Bellicieri

Título Superior em Anestesiologia – TSA-SBA.

Guinther Giroldo Badessa

Diretor-tesoureiro da SAESP. Coordenador do Programa de Residência em Anestesiologia no Centro Universitário São Camilo. Diretor comercial do Grupo de Anestesiologistas Associados Paulista (GAAP).

Leonardo José Gabrielli Vanzato

Médico anestesiologista. Diretor Clínico Hospital São Camilo Ipiranga. Diretor Executivo GAAP.

Leopoldo Muniz da Silva

Doutor em Anestesiologia pela Faculdade de Medicina de Botucatu da Universidade Estadual Paulista (UNESP). Diretor em Qualidade Assistencial em Anestesia – Clínica Médica Anestesiológica (CMA) (Anestesia) – Rede D'Or – SP. Coordenador do Programa de Residência Médica em Anestesiologia do Instituto D'Or de Pesquisa e Ensino (IDOR – SP).

Luiz Fernando dos Reis Falcão

MD, MBA, PhD, TSA, TCBC. Professor e Chefe da Disciplina de Anestesiologia e Dor, Universidade Federal de São Paulo. Diretor de Relações Internacionais da Sociedade Brasileira de Anestesiologia. Diretor de Prática Médicas da Anextesia.

Murilo Awada Campanella

Médico anestesiologista. Diretor RH GAAP.

Patricia Mitsue Saruhashi Shimabukuro

Segurança do paciente; Qualidade; Ensino e Pesquisa; Gestão em Serviços de Saúde; Anestesiologia; Controle de IRAS.

Vinicius Gonçalves Vieira

Anestesiologista TSA/SBA.

Sumário

Prefácio

O Núcleo de Gestão da Sociedade de Anestesiologia do Estado de São Paulo (SAESP), sob a coordenação do Dr. Arthur de Campos Vieira Abib, convidou um time de excelência composto por grandes especialistas na área para contribuir neste volume da Série SAESP – *Gestão em Anestesia*.

A gestão é ferramenta importante para a qualidade e segurança assistencial. A gestão na anestesiologia contribui enormemente para a excelência do cuidado ao paciente e do sistema de saúde brasileiro, público e privado.

Entender a gestão associada ao contexto da atividade clínica do anestesiologista é fundamental para assegurar eficiência operacional, melhoria das condições de trabalho e melhor cuidado aos nossos pacientes. Nós, médicos anestesiologistas, nos empenhamos continuamente para a atualização e incorporação de estratégias de gestão eficazes, alinhando-nos aos objetivos da SAESP de promover a excelência na prática clínica.

Gestão em Anestesia – Série SAESP destaca a interface entre a anestesia clínica e as melhores práticas de gestão, abordando temas essenciais que os profissionais enfrentam diariamente na organização dos serviços de saúde.

A contribuição de todos os autores envolvidos neste projeto foi decisiva para criarmos um recurso notável: um material completo, bem-estruturado, claro e prático, projetado para ajudar o gestor nos desafios do dia a dia.

Parabenizo a Sociedade de Anestesiologia do Estado de São Paulo e os membros do Núcleo de Gestão pela produção desta obra de excelência, um verdadeiro marco no campo da gestão em anestesiologia.

Prof[a]. Dra. Maria José Carvalho Carmona

Presidente da Sociedade de Anestesiologia do Estado de São Paulo (SAESP) – Gestão 2022-2024.

Professora Associada da Disciplina de Anestesiologia do Departamento de Cirurgia da Faculdade de Medicina da Universidade de São Paulo (FMUSP).

Apresentação

É com satisfação que apresentamos mais um título da Série SAESP, fruto do comprometimento de profissionais da saúde com a educação continuada e a excelência clínica. Elaborado pelo Núcleo de Gestão da Sociedade de Anestesiologia do Estado de São Paulo (SAESP), *Gestão em Anestesia* integra a prática clínica e os atuais recursos de gestão, examinando detalhadamente os desafios enfrentados pelos profissionais em sua rotina diária.

Considerando a constante evolução, este livro aborda temas cruciais enfrentados diariamente pelos profissionais de saúde e traz discussões valiosas sobre aspectos mercadológicos, gerenciamento do centro cirúrgico e gestão de pessoas. Apresenta uma abordagem técnica, estruturada e acessível para gestores superarem os desafios em anestesiologia, imprescindível para elevar a qualidade do cuidado ao paciente e otimizar os resultados em saúde.

Desde conceitos básicos de contabilidade até estratégias avançadas de gestão financeira, trata-se de uma leitura abrangente e prática para profissionais em busca de aprimoramento.

O Editor

Aspectos mercadológicos: o que o mercado espera e oferece à nossa especialidade

Luiz Fernando dos Reis Falcão

DESTAQUE DO TEMA

1. No Sistema Único de Saúde (SUS), há um inadequado acoplamento de recurso *versus* demanda, gerando ineficiência do sistema e consequente insuficiência no atendimento à população.
2. A reestruturação financeira do setor deve ter como objetivo a remuneração baseada na promoção à saúde e melhores resultados de tratamento.
3. O serviço de anestesia tem papel fundamental para maximizar os resultados hospitalares na transição para o programa baseado em valor.

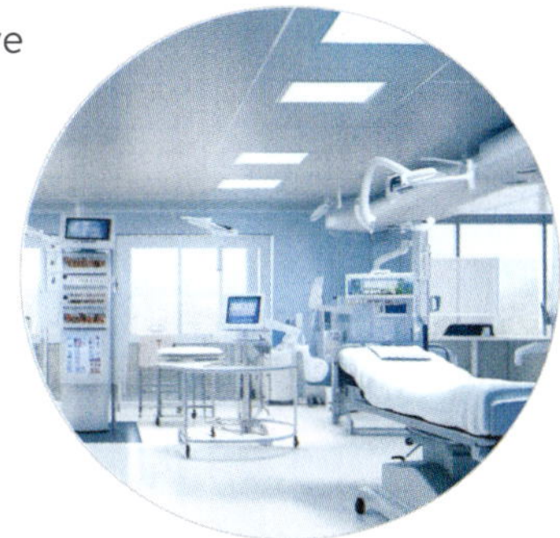

É sabido que a saúde do Brasil passa por grandes desafios, em especial após a pandemia da covid-19.[1] Para atender os 203 milhões de brasileiros, o estudo da Federação Brasileira de Hospitais (FBH) e da Confederação Nacional de Saúde (CNSaúde) demonstra a existência de 7.191 hospitais (4.466 hospitais privados e 2.725 hospitais públicos), com total de 427.047 leitos, sendo 263.793 leitos privados e 163.254 leitos públicos. Entretanto, no período entre 2010 e 2022, o país perdeu 31,7 mil leitos privados (–11%), enquanto se registrou aumento de 22,9 mil leitos públicos (+16%).[2] Os cenários do Sistema Único de Saúde (SUS)

e da saúde suplementar são distintos. No SUS, há insuficiência de recursos e má administração. Como consequência, a fila de espera para cirurgias eletivas chega a 1 milhão de pacientes.[3] Já na saúde suplementar, ocorre insustentabilidade financeira do sistema, devido ao aumento contínuo das despensas assistenciais, com consequente transferência dos custos das operadoras para a sociedade, tornando o pagamento dos planos de saúde cada vez mais difícil. A variação do custo médico hospitalar (VCMH), em 2023, foi de 15,1%, ou seja, 3,3 vezes maior que o Índice Nacional de Preços ao Consumidor Amplo (IPCA). Dessa forma, para a sustentabilidade econômica da saúde, torna-se condição *sine qua non* a melhoria dos processos e da qualidade assistencial, incluindo a otimização perioperatória para os pacientes cirúrgicos, a qual poderá gerar melhora nos desfechos clínicos, redução do tempo de internação hospitalar e, consequentemente, a possibilidade de remuneração dos hospitais pela promoção da saúde, e não da doença.

O anestesista, como líder do processo de otimização perioperatória, apresenta importante papel para ajudar na sustentabilidade do setor de saúde. A manutenção de um serviço de alta qualidade técnica e gestão guiada por metas permite ajudar os hospitais a maximizar o desempenho no programa de saúde, com base em valor, e contribuir para superar os graves desafios que o sistema de saúde brasileiro está enfrentando. Além disso, a liderança do processo assistencial ao paciente cirúrgico permite a possibilidade de melhora da qualidade assistencial, acreditação hospitalar e melhor experiência do paciente. Assim, dividiremos a apresentação deste capítulo em três partes: o retrato atual do setor de saúde, a necessidade de mudança e a importância da anestesia e da otimização perioperatória no programa de saúde baseado em valor.

O RETRATO ATUAL DO SETOR DE SAÚDE

Para entendermos sobre o setor de saúde brasileiro e suas dificuldades, é preciso estudarmos separadamente o sistema público e o sistema privado. No Brasil, desde 1988, a Constituição garante a cobertura universal de saúde, sendo um dos maiores sistemas públicos de saúde do mundo. Entretanto, a saúde pública sofre por: (1) falta de infraestrutura; (2) má gestão; e (3) falta de recursos.[4] A (1) falta de infraestrutura ocorre em decorrência do número insuficiente de leitos para atendimento à população. De acordo com a Organização Mundial da Saúde (OMS), a média de densidade de leitos no mundo é de 3,2 para cada 1.000 habitantes. No Brasil, contudo, o número ainda está abaixo do recomendado, sendo de 2,1 leitos por 1 mil habitantes. Esse cenário se agrava pelo fato de nos últimos 10 anos ter ocorrido o fechamento 8,8 mil leitos. Além disso, a (2) má gestão do SUS resulta em grandes filas para atendimentos e procedimentos cirúrgicos, associadas a superlotações de hospitais. Como consequência, a fila de espera para cirurgias eletivas chega a 1 milhão de pacientes.[3] Já em relação à (3) falta de recursos, o governo financia cerca de 46% dos recursos destinados à saúde, sendo responsável por aproximadamente 38,2% dos leitos hospitalares do Brasil, com os quais atendem 75% da população brasileira. Isso resulta em uma alocação mais baixa de recursos públicos *per capita*. Além disso, o investimento em saúde pública caiu 64% em 11 anos no Brasil. Os valores se reduziram de R$ 16,8 bilhões, em 2013, para R$ 6,4 bilhões em 2023,[5] sobretudo devido à EC 95/2016.

Esses fatos desafiam a criação de uma boa gestão no sistema de saúde, devendo-se fazer melhor com os atuais recursos. Entretanto, esta é uma difícil missão. Em publicação do *The Economist*[6] em 2016, intitulada "*Value-based healthcare: A global assessment*", foram avaliados quatro domínios para uma prática de saúde baseada em valor: (1) capacitação de contexto, políticas e instituições para gerar valor no setor de saúde; (2) mensuração de resultado e custos; (3) assistência integrada e centrada no paciente; e (4) abordagem de pagamentos com base em resultados. Infelizmente, o Brasil foi considerado com baixo alinhamento nos quatro domínios.

Em paralelo, em 1998 (Lei n. 9.656) foram regulamentados os planos e seguros privados de saúde, formalizando a responsabilidade contratual (e limitada) das operadoras. Na saúde suplementar, os planos de saúde privados são responsáveis por mais de 54% dos recursos destinados à saúde, cuidando de 61,8% dos leitos hospitalares e atendendo 25% da população. Isso faz que o Brasil represente o segundo maior mercado de planos de saúde do mundo, perdendo apenas para os Estados Unidos. A saúde suplementar encontra-se com suas despesas assistenciais em níveis próximos ou superiores à receita de contraprestações, mostrando-se ser insustentável no modelo de saúde atual, o qual prioriza a doença e não a saúde. Isso ocorre devido ao rápido crescimento do VCMH. Durante a pandemia de covid-19, a VCMH apresentou sua menor variação histórica, com –3,1% em setembro de 2020. Nesse cenário, as operadoras conseguiram fazer economia e aumento de caixa. No período pós-pandemia imediato, as operadoras apresentaram resultado líquido negativo de R$ 3,4 bilhões em 2022, entretanto apresentando recuperação em 2023 com lucro líquido de R$ 2,2 bilhões. Apesar desses números, em 2023, o resultado operacional acumulado foi negativo em R$ 6,3 bilhões; porém, esse prejuízo operacional foi compensado pelo resultado financeiro recorde de R$ 8,37 bilhões, advindo principalmente da remuneração das suas aplicações financeiras.[7] Independentemente da redução dos custos durante a pandemia, não houve redução dos custos assistenciais após a covid-19. Os gastos continuam crescendo mais rápido que a inflação geral. O crescimento do gasto assistencial no Brasil está associado à transição demográfica acelerada, dupla carga de doenças transmissíveis e crônico-degenerativas, além de uma recuperação de *backlog* dos pacientes que não foram operados durante a pandemia. Em estudo publicado por Degani-Costa et al.,[8] apenas em 2020 houve redução média de 14,7% das cirurgias eletivas, 18,8% das cirurgias em tempo sensível e 4,6% das cirurgias de urgência no setor de saúde suplementar. Quando se considera 2020 e 2021, o tempo necessário para recuperação do *backlog* de pacientes cirúrgicos é de 1,7 anos.

O cenário de elevadas despesas assistenciais é agravado visto que os idosos são 13,3% dos beneficiários de planos de saúde e é a faixa etária que mais cresceu desde 2005. Enquanto a população com até 18 anos cresceu 18,9%, a faixa acima de 60 anos teve expansão de 60,4%. Os idosos apresentam múltiplas morbidades e maior utilização dos serviços de saúde; portanto, um custo mais elevado da assistência. São pacientes mais suscetíveis a complicações pós-operatórias devido à menor capacidade funcional, resultando em maior potencial de permanência hospitalar. Os gastos chegam a ser 12 vezes maiores que a faixa etária até 18 anos.[9] Considerando a população geral de beneficiários da saúde suplementar, para cada R$ 100,00 de custos assistenciais em 2016, R$ 44,40 foram com internações, R$ 21,40 com exames complementares, R$ 15,90 com consultas médicas, R$ 6,90 com outros atendimentos ambulatoriais, R$ 6,80 com terapias e R$ 4,60 com as demais despesas. Nas internações cirúrgicas, 46,7% das despesas são referentes a materiais, medicamentos, diárias, taxas e aluguéis (Figura 1), e as taxas de maior consumo financeiro são relacionadas à sala cirúrgica (Tabela 1). Assim, a desospitalização dos pacientes e estratégias para redução do tempo de internação hospitalar poderão impactar de maneira significativa a redução dos custos assistenciais (Tabela 2). Essa redução de custo irá gerar maior previsibilidade aos hospitais e operadoras de saúde, permitindo explorar outras modalidades de remuneração mais sustentáveis.

Este tópico é de especial importância, uma vez que durante a pandemia muitos hospitais foram forçados a mudar seu modelo de remuneração com as operadoras, saindo do modelo de *fee-for-service*, que estimula a doença e a permanência do paciente internado nos hospitais privados, resultando em maiores contas para as operadoras, para os modelos de pacotes cirúrgicos que transferem a responsabilidade do custo para os hospitais. Essa modificação exige da anestesiologia ainda maior esforço para redução de custos por meio da assistência de qualidade, redução de complicações pós-operatória e estratégias de otimização para redução do tempo de internação hospitalar.

Resumindo o "retrato atual" do sistema de saúde brasileiro: no SUS, temos um inadequado acoplamento de recurso *versus* demanda em decorrência da falta de infraestrutura, à má gestão e à falta de recursos, gerando ineficiência do sistema e consequente insuficiência no atendimento à população. O resultado são longas filas de espera para cirurgia e longo tempo de permanência hospitalar. O anestesiologista, como líder do processo de otimização perioperatória e desospitalização, poderá promover melhor utilização dos recursos disponíveis pela demanda represada. Em

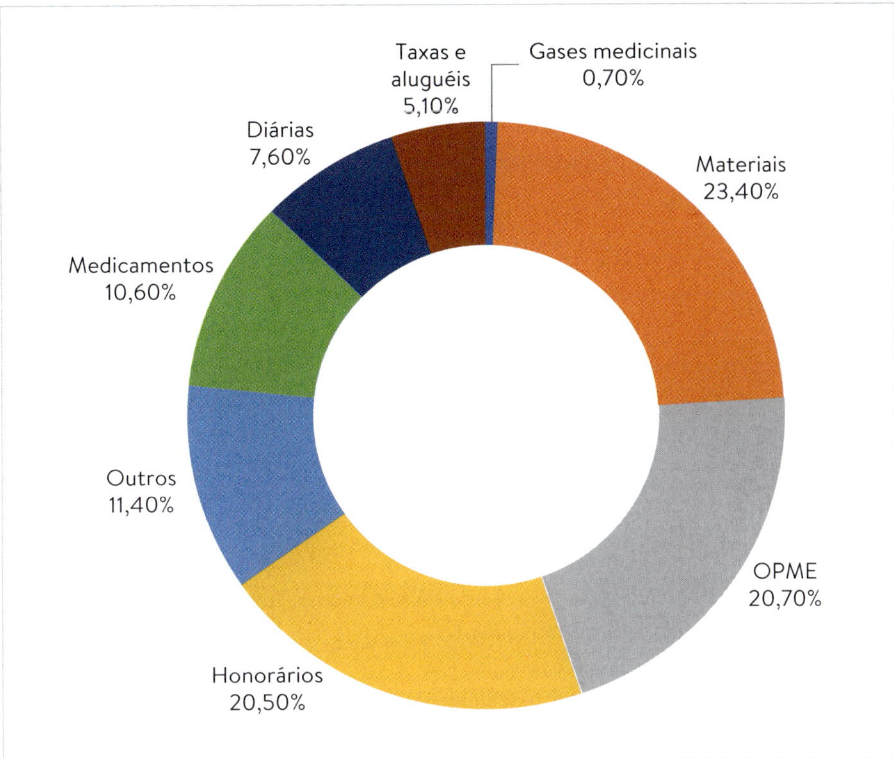

FIGURA 1 Distribuição das despesas com internações hospitalares cirúrgicas.
Fonte: UNIDAS Autogestão em Saúde, Pesquisa 2017/2018.[18]

TABELA 1 Listagem das 30 diárias e taxas de maior consumo financeiro

Pos.	Procedimento
1	Taxa de sala cirúrgica, porte anestésico 5
2	Taxa de sala cirúrgica, porte anestésico 6
3	Bomba de infusão, por dia
4	Taxa de sala cirúrgica, porte anestésico 3
5	Taxa de sala cirúrgica, porte anestésico 4
6	Taxa de sala cirúrgica, recuperação pós-anestésica
7	Aluguel/taxa de aparelho/equipamento para laparoscopia para cirurgia por uso
8	Taxa de sala cirúrgica, porte anestésico 2
9	Taxa de respirador BIPAP/CPAP, por dia
10	Taxa de sala cirúrgica, porte anestésico 7
11	Taxa de registro de internação

(continua)

TABELA 1 Listagem das 30 diárias e taxas de maior consumo financeiro (*continuação*)

Pos.	Procedimento
12	Taxa de refeição de acompanhante (almoço ou jantar)
13	Diária de apartamento *standard*
14	Taxa de monitor/monitorização de oxímetro, por hora
15	Diária de apartamento simples
16	Taxa de monitor/monitorização de oxímetro, por dia
17	Aluguel/taxa de colchão de ar, por dia
18	Aluguel/taxa de bisturi elétrico monopolar, por uso
19	Taxa de sala cirúrgica, porte anestésico 1
20	Aluguel/taxa de aparelho/equipamento para artroscopia para cirurgia, por uso
21	Aluguel/taxa de intensificador de imagem, por uso
22	Taxa de monitor/monitorização de capnógrafo, por uso/sessão
23	Aluguel/taxa de bisturi bipolar, por uso
24	Taxa de monitor/monitorização cardíaca/ECG, por dia
25	Respirador a volume, por hora
26	Taxa de monitor/monitorização de PA não invasiva, por hora
27	Taxa de monitor/monitorização de PA não invasiva, por dia
28	Taxa por unidade de curativo médio
29	Taxa de colchão térmico, por dia
30	Aluguel/taxa de aparelho/equipamento para anestesia geral, por uso

Fonte: UNIDAS Autogestão em Saúde, Pesquisa 2017/2018.

TABELA 2 Custo médio das internações hospitalares (R$), por tipo; e distribuição das despesas com internações hospitalares, proporção do total

	Cirúrgica	Clínica	Obstetrícia	Pediátrica	Psiquiátrica
Custo médio das internações	R$ 10.812,24	R$ 18.346,44	R$ 3.734,05	R$ 8.821,48	R$ 20.209,27
Distribuição das despesas	27,8%	68,9%	1,0%	1,1%	1,2%

Fonte: UNIDAS Autogestão em Saúde, Pesquisa 2017/2018.18

paralelo, a VCMH está levando ao esgotamento da saúde suplementar devido a uma política de *fee-for-service* que privilegia a doença e não a saúde. Com a crise dos últimos anos, surgiu a necessidade de discutir e repensar um modelo sustentável. Acelerada pela pandemia e imposição de muitas operadoras, a adoção dos modelos de pacote, o processo de otimização perioperatória e a desospitalização poderá proporcionar um adequado acoplamento financeiro dos hospitais junto às operadoras por meio da transição. Este será um modelo transicional para um modelo mais sustentável por meio da mudança do modelo baseado em volume (*fee-for-service*) para o modelo baseado em valor (*fee-for-value*).

O que é *fee-for-service*?
Fee-for-service é o modelo de pagamento mais tradicional do sistema de saúde, em que os médicos e hospitais são remunerados pelas operadoras com base no volume do serviço prestado ou no número de procedimentos realizados. Os pagamentos são realizados separadamente; dessa forma, a cada visita do paciente ao médico, procedimento realizado, dias de internação hospitalar, entre outros, as operadoras precisam realizar o pagamento a depender do volume utilizado, independentemente da real necessidade de cada um desses itens.

O que é *fee-for-value*?
Fee-for-value, ou saúde baseada em valor, é o modelo em que a filosofia de cuidado leva em consideração a qualidade do cuidado e o desfecho do tratamento, relacionado com o custo-eficiência. Neste modelo, os especialistas consideram as "melhores práticas" no tratamento ao paciente, uma vez que eles são remunerados pela qualidade e eficiência do tratamento realizado. A saúde baseada em valor estimula o olhar "holístico" ao paciente, devendo-se realizar o trabalho multidisciplinar, necessitando coordenação, comunicação, engajamento e trabalho em equipe. Quando bem-sucedido, as equipes são remuneradas com incentivos adicionais por terem promovido um melhor atendimento com melhor desfecho e menor custo.

A NECESSIDADE DE MUDANÇA

A ineficiência dos sistemas de saúde custa muito caro. De acordo com o relatório da OMS,[10] de 20 a 40% de todos os gastos em saúde são desperdiçados por ineficiência (Figura 2). Para que toda a cadeia da saúde suplementar funcione de maneira ordenada é preciso uma grande agenda de reformas do sistema de saúde. Dentre elas, é necessária a mudança do modelo de pagamento levando-se em consideração a performance, a efetividade e a qualidade do serviço prestado. Assim, o serviço de anestesia hospitalar torna-se o pilar fundamental para capilarização e execução dessa estratégia nos pacientes cirúrgicos.

Com o objetivo de mudar o panorama da saúde nacional, são necessárias a (1) eficiência na utilização dos recursos com eficácia no tratamento e (2) a reestruturação financeira do setor, com base na promoção à saúde. Dessa forma, poderão ser alcançados melhores resultados e qualidades assistenciais e operacionais com os recursos atuais. A (1) eficiência na utilização dos recursos com eficácia no tratamento deve levar em consideração a otimização dos recursos disponíveis

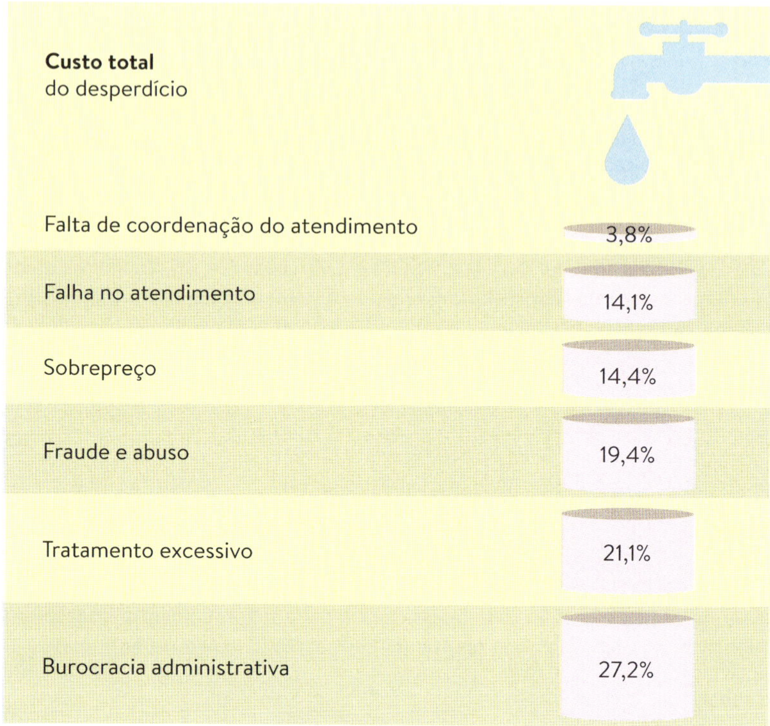

FIGURA 2 Custo total do desperdício no sistema de saúde.
Fonte: adaptada de FenaSaúde, Guia de Boas Práticas para Evitar Desperdícios em Saúde e Por Dentro da Saúde Suplementar, setembro 2017.[19]

para ampliação do atendimento à demanda. Atuação na gestão assistencial para disseminação de protocolos de otimização perioperatória para desospitalização e, consequentemente, ampliação do volume cirúrgico e disponibilização de leitos hospitalares para novos atendimentos. A permanência desnecessária dos pacientes ocupando leitos no pós-operatório reduz a eficiência operacional dos hospitais, gera perda de oportunidade para internação de novos pacientes e, consequentemente, ocasiona novas cirurgias. O aumento da eficiência hospitalar por meio da revisão dos processos internos e da implementação de protocolos clínicos baseados em evidências irá possibilitar melhores desfechos clínicos e maior previsibilidade orçamentária. Esta será a base para promover novas oportunidades de negociação com as operadoras. A consequência desse processo será a (2) reestruturação financeira do setor por meio da remuneração baseada na promoção à saúde e melhores resultados de tratamento. Os hospitais serão remunerados por sua eficiência operacional, seus resultados nos tratamentos e pela promoção à saúde. Tratando-se do paciente cirúrgico, essas mudanças serão possíveis por meio de um time de otimização perioperatória liderado pelo anestesista. Esse profissional é o mais adequado para essa posição devido ao fato de permanecer de modo horizontal no hospital, participando desde o pré-operatório até o pós-operatório. Os hospitais que possuírem suas equipes de anestesia institucionais conseguirão capilarizar suas estratégias de integração entre os setores e a realização de boas práticas embasadas na literatura científica, minimizando a variabilidade nas condutas assistenciais. O serviço de anestesia institucional será o pilar do hospital, permitindo o alcance dos resultados que estarão alinhados com as estratégias da governança corporativa da instituição.

Portanto, o serviço de anestesia deve estar alinhado com a estratégia hospitalar, de sorte a realizar as mudanças graduais nas linhas de cuidados específicos com processos de otimização perioperatória, resultando em contenção de custos e maior eficiência operacional. Os hospitais poderão negociar com as operadoras por meio dos princípios baseados em valor, trazendo maior sustentabilidade e sem apresentar riscos à sua margem líquida.

A IMPORTÂNCIA DO SERVIÇO DE ANESTESIA NO PROGRAMA DE SAÚDE BASEADO EM VALOR

Para os executivos hospitalares, o desafio financeiro está no topo da lista das principais preocupações a serem trabalhadas.[11] Em segundo lugar estão a segurança e a qualidade, seguidos de governança. O elevado posicionamento desses itens nessa lista reflete a necessidade do *link* entre performance e desfecho clínico com o futuro financeiro do hospital. O desafio dessas instituições é entregar valor na forma de alta qualidade de atendimento no menor custo possível. Os líderes hospitalares estão à procura de modelos de negócio e maneiras de entregar assistência que alcance os melhores resultados e que atenda aos desafios da entrega de valor. Para o sucesso da transição institucional para o programa de saúde baseado em valor é necessário levar em consideração a modernização das práticas de negócios em todos os níveis. Dessa forma, as organizações devem procurar mais do que a "realização da técnica anestésica", mas serviços de anestesia parceiros que compartilhem os mesmos objetivos da organização que aumentem a qualidade, dominem os custos e entreguem valor. O relacionamento deve ir além da logística para entregar a "técnica anestésica", com a criação de linhas de cuidados e a liderança do perioperatório, de sorte a entregar os resultados. Para esse sucesso é necessário integrar os diversos setores e diminuir a variabilidade da assistência por meio da implantação de protocolos. Diferentes iniciativas internacionais de otimização perioperatória são extensamente estudadas, entre elas, o ERAS (*Enhanced Recovery After Surgery*), PSH (*Perioperative Surgical Home*) e COPAL (Cirurgia Otimizada para América Latina).

O termo ERAS é o acrônimo para *enhanced recovery after surgery* (otimização da recuperação pós-operatória). Esse termo é frequentemente utilizado para descrever um programa de cuidado multimodal no perioperatório.[12] Alguns autores utilizam o termo *enhanced recovery* (ER) ou *fast-track*, sendo este último o termo mais comumente utilizado na América do Norte. Esses programas são compostos por uma série de medidas perioperatórias baseadas em evidências científicas que têm o objetivo de serem benéficas ao paciente e que, em conjunto, têm mostrado resultados de melhorar os desfechos cirúrgicos. Recente metanálise demonstrou que o ERAS em cirurgias de grande porte reduziu o tempo de recuperação e internação hospitalar em 2 a 3 dias e complicações em 30 a 50%.[13]

Revisando os mecanismos fisiológicos por trás da eficácia do ERAS, a principal proposta que tem se mostrado benéfica é a manutenção da homeostasia por meio do controle do metabolismo e fluidos, além do suporte para o completo retorno das principais funções basais.[14] Na prática, o retorno da função do intestino, alívio da dor com analgésicos, mobilização para os níveis pré-operatórios e ausência de complicações que necessitam cuidados hospitalares podem servir como critérios clínicos para alta hospitalar. Dessa forma, o ERAS preconiza a realização de medidas pré-admissionais, pré-operatórias, intraoperatórias e pós-operatórias (Figura 3), com o objetivo da redução do estresse metabólico e da manutenção da homeostase.[15,16] Nesse contexto, para liderar o grupo perioperatório, criar os protocolos e capilarizar as condutas, deve-se ter uma equipe de anestesia institucional parceira e com liderança atuando no cenário perioperatório.

O termo PSH é o acrônimo para *perioperative surgical home*, uma iniciativa da ASA (American Society of Anesthesiologists), a qual engloba o ERAS, utilizando seus princípios clínicos, mas ampliando a atuação para os processos hospitalares e desempenho financeiro. O PSH possui uma forte ação de coordenação e liderança para a melhoria da qualidade assistencial e desempenho de performance do centro cirúrgico. Quando a anestesia lidera esse processo, a melhoria dos desfechos se torna objetivo tangível aos *stakeholders*. Em 2018, a ASA lançou o programa *PSH Learning Collaborative* 2020, o qual foi formado por uma rede de colaboração entre os principais hospitais e serviços de anestesia norte-americanos para, em conjunto, desenvolver estratégias de melhorias por meio de *benchmarking*.

Por meio de três pilares, o serviço de anestesia tem papel fundamental para maximizar os resultados hospitalares na transição para o programa baseado em valor: (1) centralizando a responsabilidade, (2) melhorando a qualidade e (3) desenvolvendo protocolos para padronizar condutas e reduzir variabilidade na assistência. A (1) centralização da responsabilidade ocorre devido ao fato de o

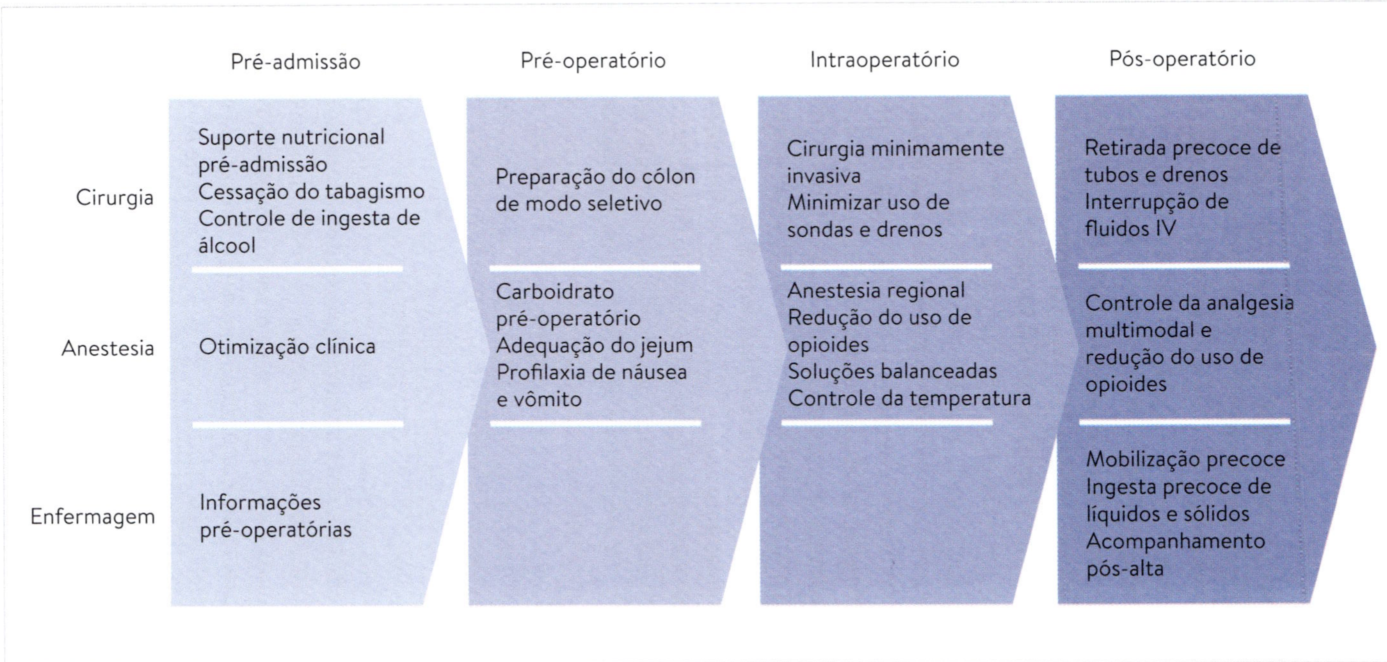

FIGURA 3 Fluxograma do *Enhanced Recovery After Surgery* (ERAS).

Fonte: Ljungqvist et al. (2017).[16]

anestesista permanecer no hospital durante todo o perioperatório. Enquanto, frequentemente, o cirurgião está presente no momento da cirurgia, o anestesista poderá otimizar o paciente no pré-operatório, conduzir as condutas padronizadas no intraoperatório e contribuir na integração dos setores para o adequado pós-operatório. A (2) melhoria da qualidade ocorrerá por meio da participação e da implantação de melhorias nos processos, performance e desfechos, focados na experiência do paciente. Além disso, contribuir na medição e na mensuração para gerar estratégias de melhoria. Por fim, (3) o desenvolvimento dos protocolos padronizados irá permitir reduzir a variabilidade da assistência com o objetivo de reduzir as complicações perioperatórias. Esses protocolos são fundamentados na medicina baseada em evidências, com foco na qualidade e na segurança dos pacientes.

Dentro do cenário macroeconômico da saúde do Brasil, a transição de um modelo de volume para valor se torna imperativa. Já começamos esse processo de transição passando para o modelo intermediário de pacote, que traz previsibilidade financeira, mas não necessariamente melhora do desfecho clínico. O modelo baseado em valor irá garantir a sustentabilidade do sistema para o futuro e com adequada assistência clínica. O serviço de anestesia institucional do hospital é pilar fundamental de liderança e implementação dessa mudança. Na atualidade, novos desafios são enfrentados, sendo o principal a mudança do modelo nos hospitais sem haver comprometimento da assistência e da estrutura financeira do hospital. A Healthcare Financial Management Association sugere quatro estratégias[17] para a transformação do sistema de saúde baseado no valor.

- Implantar a cultura de colaboração, criatividade e comprometimento.
- Desenvolver *business intelligence* para coletar e analisar os dados.
- Utilizar os dados para melhorar a oferta, a custo-efetividade e o desfecho clínico.
- Desenvolver e gerenciar de maneira efetiva uma equipe para cuidar do paciente crítico.

O serviço de anestesia é um parceiro importante para alcançar o sucesso do programa baseado em valor. Os gestores e administradores hospitalares devem olhar para as lideranças da anestesia não apenas com a visão clínica, mas também de gestão, de sorte que seja entregue a assistência acoplada ao planejamento estratégico do hospital.

REFERÊNCIAS

1. Siqueira C, de Freitas YNL, Cancela MC, Carvalho M, da Silva LP, Dantas NCD, et al. COVID-19 en Brasil: tendencias, desafios y perspectivas despues de 18 meses de pandemia. Rev Panam Salud Publica. 2022;46:e74.
2. Hospitais FBd. Cenário dos Hospitais no Brasil 2021-2022; 2023.
3. Fernandes S. SUS tem fila com mais de 1 milhão de cirurgias eletivas paradas no país 2023. Disponível em: https://www1.folha.uol.com.br/equilibrioesaude/2023/06/sus-tem-fila-com--mais-de-1-milhao-de-cirurgias-eletivas-paradas-no-pais.shtml#:~:text=SUS%20tem%20mais%20de%201,espera%3B%20veja%20dados%20por%20estado&text=A%20primeira%20fase%20do%20programa,ser%20priorizadas%20nas%20próximas%20etapas.
4. Cambricoli F. Saúde sofre por má gestão e falta de infraestrutura. Disponível em: https://economia.estadao.com.br/noticias/geral,saude-sofre-por-ma-gestao-e-falta-de-infraestrutura,100000695222016.
5. Sobrinho WP. Investimento em saúde pública cai 64% em 11 anos no Brasil, indica estudo. 2023. Disponível em: https://noticias.uol.com.br/saude/ultimas-noticias/redacao/2023/05/29/investimento-em-saude-cai-no-brasil-orcamento-ministerio-da-saude.htm#:~:text=Os%20investimentos%20em%20saúde%20pública,6%2C4%20bilhões%20em%202023.
6. Economist T. Value-based healthcare: a global assessment; 2016. Disponível em: http://vbhcglobalassessment.eiu.com.
7. Santos G. Planos de saúde registram lucro líquido de R$ 2,27 bilhões no 3º trimestre, aponta ANS 2023. Disponível em: https://www.infomoney.com.br/minhas-financas/planos-de--saude-registram-lucro-liquido-de-r-227-bilhoes-no-3o-trimestre-aponta-ans/.
8. Degani Costa LH, Yepes Pereira B, Queiros Castro I, Werneck H, Mizubuti GB, Falcao L. Impact of COVID-19 pandemic on surgical activity in the Brazilian private healthcare system. PLoS One. 2023;18(12):e0289032.
9. Suplementar IdEeS. Atualização das projeções para a saúde suplementar decorrentes do envelhecimento populacional. IESS. 2017.
10. Berwick DeH, AD. Eliminating wasting in US health care. JAMA. 2012;306(14).
11. Executives ACoH. Survey: healthcare finance, safety and quality cited by CEOs as top issues confronting hospitals in 2015. Disponível em: https://www.ache.org/pubs/Releases/2016/top-issues-confronting-hospitals-2015.cfm2016.
12. Fearon KC, Ljungqvist O, Von Meyenfeldt M, Revhaug A, Dejong CH, Lassen K, et al. Enhanced recovery after surgery: a consensus review of clinical care for patients undergoing colonic resection. Clin Nutr. 2005;24(3):466-77.
13. Zhuang CL, Ye XZ, Zhang XD, Chen BC, Yu Z. Enhanced recovery after surgery programs versus traditional care for colorectal surgery: a meta-analysis of randomized controlled trials. Dis Colon Rectum. 2013;56(5):667-78.
14. Varadhan KK, Lobo DN. A meta-analysis of randomised controlled trials of intravenous fluid therapy in major elective open abdominal surgery: getting the balance right. Proc Nutr Soc. 2010;69(4):488-98.
15. Ljungqvist O. ERAS – enhanced recovery after surgery: moving evidence-based perioperative care to practice. JPEN J Parenter Enteral Nutr. 2014;38(5):559-66.
16. Ljungqvist O, Scott M, Fearon KC. Enhanced recovery after surgery: a review. JAMA Surg. 2017;152(3):292-8.
17. Project HsV. Value in health care: current state and future directions. Disponível em: http://www.hfma.org/Content.aspx?id=1126.2017.

2

O médico anestesista no gerenciamento do centro cirúrgico

Guinther Giroldo Badessa
Cirilo Haddad Silveira
Patricia Mitsue Saruhashi Shimabukuro
Adeli Mariane Lino Alfano
Beatriz Miron
Murilo Awada Campanella
Leonardo José Gabrielli Vanzato

DESTAQUE DO TEMA

1. Acreditação hospitalar.
2. Centro cirúrgico.
3. Indicadores de saúde.
4. Indicadores em anestesiologia.
5. Gestão.
6. Liderança.
7. Avaliação de satisfação.
8. Qualidade em anestesiologia.
9. Segurança do paciente.
10. Qualidade em serviços de saúde.

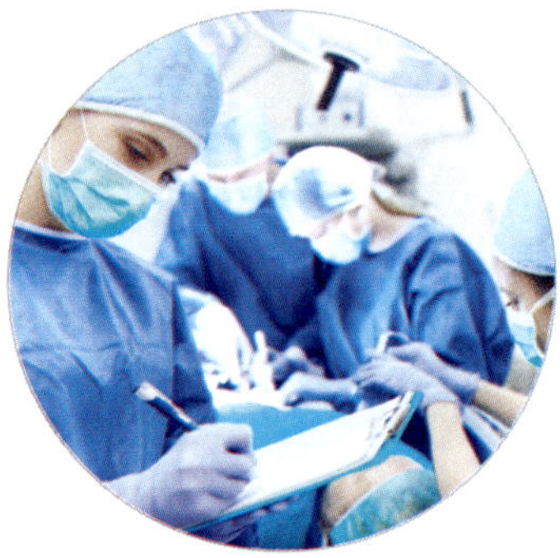

INTRODUÇÃO

Um dos maiores desafios de um hospital é o centro cirúrgico (CC) – unidade composta por áreas interligadas entre si, a fim de proporcionar segurança e qualidade para a realização do ato cirúrgico, buscando melhoria de processos, qualidade, segurança e bem-estar ao paciente. Considerado um dos setores mais críticos de uma unidade hospitalar, representa cerca de 60% da receita global. De fundamental importância na produção operacional do hospital, envolve uma grande concentração de pessoas, um grande número de procedimentos, um enorme consumo de materiais e processos, e, por fim, a intensa presença de colaboradores dos mais variados tipos, interagindo com praticamente todos os outros setores do hospital. Destaca-se a figura de profissionais essenciais em toda a cadeia do cuidado ao paciente cirúrgico – enfermeiros com especialização e o médico anestesista, ambos profissionais que permanecem longas horas dentro do CC, não somente na assistência médica, mas na criação de protocolos institucionais e indicadores de qualidade com resultados operacionais, além do importante relacionamento com colaboradores e equipes médicas. O médico anestesista é um profissional altamente vigilante, hierárquico, organizado, pontual e ético. É capaz de manter a calma em situações de crise, tem alta capacidade de comunicação e habilidade de liderança. Os aspectos para o anestesista se tornar um bom gestor incluem: análise contínua de indicadores do CC, uso de ferramentas de qualidade de gestão, agendamento e controle efetivo das tarefas (taxa de cancelamento cirúrgico, redução no tempo de troca entre pacientes e principalmente dominar a chamada gestão de conflitos). Interações pessoais inadequadas são danosas para o cuidado efetivo dos pacientes e principalmente para a saúde dos profissionais envolvidos, gerando estresse mental, síndrome de *burnout* e consequente redução da produtividade. Portanto, a qualidade no cuidado aos pacientes depende de um trabalho em equipe multiprofissional no qual a comunicação é parte essencial. Em um momento em que a variação do custo médico-hospitalar (VCHM) supera os índices econômicos, nada mais importante que a gestão operacional seja realizada de modo profissional. Assim, a formação secundária na área de administração e/ou gestão hospitalar para o médico anestesista contribui para o crescimento da especialidade e sustentabilidade do negócio.

GESTÃO HOSPITALAR: *UPDATE*

Resultados operacionais com foco na qualidade e na segurança são uma ferramenta obrigatória no CC. A crescente pressão econômica e financeira por parte das operadoras de saúde para a redução dos custos está intimamente associada a um processo regulatório conduzido pelas instituições hospitalares e agências acreditadoras. Portanto, tem sido cada vez mais desafiador que o desenvolvimento da inovação, alinhado as novas ferramentas em tecnologias, acelere o crescimento da profissionalização do setor da saúde. O ato anestésico-cirúrgico é ímpar, realizado conforme indicação médica. O cenário atual exige que o profissional tenha um domínio das múltiplas variáveis fisiopatológicas, e o desafio em otimizar recursos. Por vezes, a visão estratégica administrativa se volta aos interesses da organização, que pode parecer contrário àquilo que desejam as pessoas que nela trabalham, como padronização, monitorização e redução de custos. Atualmente, as instituições hospitalares são organizações empresariais com forte cultura organizacional, no caso, letificando as mudanças de paradigmas. O centro cirúrgico é um ambiente de trabalho complexo e interligado com praticamente todos os setores hospitalares que interagem com todos os tipos de profissionais assistenciais e operacionais na busca pelo bom atendimento ao paciente cirúrgico. O avanço da anestesiologia contribuiu para o crescimento da cirurgia, não só por permitir que os procedimentos fossem realizados em maior número, mas também com maior tempo disponível para o ato cirúrgico, podendo o cirurgião desenvolver melhores técnicas cirúrgicas e procedimentos antes inviáveis em face do sofrimento do paciente, ou seja, a especialidade viabilizou o crescimento da medicina.

O MÉDICO ANESTESISTA COMO GESTOR

O agendamento cirúrgico e a logística para minimizar e controlar o tempo de sala cirúrgica sempre foram habilidades críticas. Em razão da alta demanda cirúrgica, principalmente relacionada à escassez de tempo das equipes médicas e pacientes, a gestão do CC se tornou cada vez mais desafiadora. O agendamento cirúrgico adequado necessita de padronização dos processos, especialmente no que diz respeito às liberações das operadoras e à pontualidade na utilização do tempo no centro cirúrgico: fatores essenciais para o crescimento e o bom gerenciamento do setor. A gestão do setor requer esforços tanto do ponto de vista médico quanto administrativo. Para a gestão do CC, no entanto, muitos outros atributos são necessários, incluindo a liderança de toda a cadeia perioperatória, manter a ética e o respeito entre equipes médicas, enfermagem e colaboradores. O anestesista, como gestor de centro cirúrgico, deve ter habilidades organizacionais em solucionar problemas rotineiros, ter um temperamento pacífico, ter o comprometimento em despender tempo numa atividade não clínica (*soft-skills*), adquirir respeito interpessoal, habilidades de negociação, conhecimento financeiro, entendimento dos processos, assim como dos sistemas de agendamento e de tecnologia da informação, compreensão da dinâmica organizacional e habilidade para entender necessidades divergentes e preocupações de diferentes prestadores.

Desafios, metas e eficiência do centro cirúrgico

- Equipe: setor complexo que depende da sincronia entre equipes, o bom relacionamento com os demais setores hospitalares e agilidade para garantir qualidade, segurança e satisfação no cuidado ao paciente.
- Ambiente motivador: prover o melhor cuidado possível dos pacientes em um ambiente de trabalho agradável e favorável, dessa forma melhorar a satisfação entre pacientes, colaboradores e equipes médicas.

- Mercado de trabalho: entender o "*market share*" do setor, ou seja, proporcionar/promover o aumento de faturamento comparado com os concorrentes externos, aumentando a participação do CC dentro da receita hospitalar global, atraindo novas atividades lucrativas e otimização dos processos.
- Custos: redução por meio da utilização consciente de materiais especiais, medicamentos, processos, protocolos e recursos humanos.

Equipes de liderança

O médico anestesista tem participado cada vez mais na liderança e gestão do CC. A maior vantagem é que o profissional médico pode tomar decisões que precisam ser baseadas no julgamento clínico e no conhecimento da cirurgia. Como exemplo, a redução de custos por eliminação de intervenções desnecessárias e utilizações inadequadas de materiais e medicamentos. Seu principal objetivo é melhorar a produtividade do CC e, dessa forma, organizar processos relacionados a tempo de utilização de salas, materiais e pessoas; ferramentas fundamentais para maximizar a quantidade de cirurgias e minimizar a ociosidade das salas disponíveis; portanto, estudos demonstram que os profissionais anestesistas são considerados essenciais na gestão do CC. De acordo com uma pesquisa conduzida pela Associação dos Diretores Clínicos dos Estados Unidos (AACD), 71% dos respondentes relataram que o anestesista foi designado um bom gestor do CC. No estado de New York, nos Estados Unidos, 52% dos CC pesquisados têm um anestesista como gestor. O Institute for Healthcare Improvement (IHI) norte-americano publicou em 2008 uma proposta para as instituições de saúde do conceito chamado de *triple traim*, no qual o aprimoramento da experiência com o cuidado, proporcionando assistência segura, efetiva e confiável com diminuição dos custos, melhora da saúde da população por meio de ações de bem-estar e controle de patologias crônicas. Essas metas compõem diretrizes para a gestão em saúde de várias instituições. Assim, o anestesiologista, como gestor do CC, tem o potencial de implementar melhorias na gestão acerca das três metas, sobretudo nas duas primeiras. O melhor exemplo é o momento da avaliação pré-anestésica, em que se comprovou reduzir as taxas de atraso de sala e, consequentemente, o cancelamento cirúrgico. Segundo a *Advisory Board CEO*, as maiores preocupações desses executivos foram: aumentar o acesso ambulatorial (57%); inovar nas abordagens para reduzir custos (57%); aumentar a proporção de procedimentos extra-hospitalares (55%); minimizar variações clínicas injustificadas (53%); controlar a utilização desnecessária de materiais, medicamentos, órteses, próteses e materiais especiais (49%); e, por fim, explorar fontes de rendas inovadoras e diversificadas (48%). Um dos grandes desafios na atualidade é a utilização racional dos hemoderivados, o que gera custos desnecessários para a instituição de saúde. Em todos esses aspectos, o médico anestesista, como gestor do CC, pode contribuir, conforme exemplos, respectivamente: aumentar cirurgias ambulatoriais e de curta duração, melhorar o aproveitamento de salas cirúrgicas com redução de custos de material e pessoal, promover a anestesia em ambientes externos (neste caso, interessante para a gestão das equipes de anestesia e dos provedores de planos de saúde); instituir protocolos clínicos para cuidado cirúrgico e anestésico, evitando variações clínicas com desfechos negativos; otimizar e renegociar o uso dos materiais e medicação anestésico-cirúrgicos; atrair novos cirurgiões e novos contratos para explorar novas fontes de renda. Agendamento, distribuição de cirurgias e funcionários por salas, gestão de tempo, controle de medicamentos e materiais, monitorização de qualidade, protocolo de cirurgia segura, relacionamento com equipes e gerenciamento de resíduos são todos os itens de administração em que o anestesista pode participar ativamente e melhorar os processos, atingindo otimização da qualidade tanto para o hospital como instituição quanto para o seu próprio trabalho. A agenda de cirurgias eletivas do CC é o painel no qual todas as funções do CC estão baseadas. Uma agenda precisa em tempo real ajudar a predizer a necessidade de colaboradores, a disponibilidade de equipamento e a instrumentação, e resulta num CC funcionando de maneira adequada. Uma agenda imprecisa causa um desarranjo ao funcionamento que, pode custar caro, tanto financeiramente quanto na satisfação dos clientes cirurgiões e pacientes. O anestesista, com a experiência na duração de cada procedimento e conhecedor do tempo médio de cada cirurgião, tem a capacidade de auxiliar no agendamento efetivo das cirurgias de caráter eletivo, urgências ou emergências.

Cancelamento de cirurgia eletiva

Um momento crítico na gestão do CC é o cancelamento de cirurgia eletiva. De maneira não antecipada, ou cancelamento no mesmo dia do agendamento, muitas vezes com o paciente internado ou até mesmo dentro do centro cirúrgico; é um momento de tensão, tanto para a equipe cirúrgica quanto para o paciente. Portanto, estudar ferramentas que antecipem o problema é função do gestor do CC. O pior resultado, além do desconforto ao paciente, é a redução na dinâmica do CC, desperdiçando tempo e recursos, consequentemente despesas que não poderiam ser custeadas ao paciente; e o pior: a quebra da confiança da família e das equipes médicas na instituição. O cancelamento cirúrgico representa um indicador importante do processo de avaliação da qualidade da assistência prestada, indicando a falha no planejamento gerencial. Um estudo brasileiro encontrou uma taxa de cancelamento cirúrgico entre 5,1 e 27,4%. Foram encontrados inúmeros motivos de cancelamentos relacionados ao próprio hospital, equipes médicas ou pacientes: não internação ou desistência do paciente, condição clínica desfavorável, mudança de conduta do cirurgião ou cancelamento pelo cirurgião, falta de leitos disponíveis, falta de recursos humanos, falta de material, falta de autorização dos convênios, cirurgias de emergência impedindo eletivas e horários inadequados para cirurgias de caráter eletivo. Alguns estudos verificaram que a falta de documentação apropriada no momento do cancelamento dificultou detalhar melhor o motivo do cancelamento, o que dificulta a revisão dos casos e o planejamento estratégico do CC. Cerca de 80% dos cancelamentos cirúrgicos podem ser preveníveis ou evitáveis.

Sala cirúrgica: ferramenta de trabalho do anestesista

O ambiente de trabalho do médico anestesista é o CC; contudo, a sala cirúrgica ou operatória é o cenário mais evidente da prática anestésica. Para reduzir o tempo entre um procedimento cirúrgico e outro, propõe-se a criação dos indicadores de tempo, ou *set-up* de sala (tempo de colocação e retirada do paciente da sala cirúrgica). Em razão de minimizar os processos temporais, criamos em nossos centros cirúrgicos a denominada sala de estação de bloqueios, local onde realizamos os procedimentos de bloqueios periféricos, centrais, entre outros, a fim de diminuir o tempo de ociosidade da equipe cirúrgica quando o paciente entra em sala cirúrgica, além de estabelecer a monitorização adequada, punção venosa e o início da infusão de cristaloides, antibioticoprofilaxia e sintomáticos. Sendo ainda que para casos selecionados realizamos punção arterial para monitorização da pressão arterial invasiva, punção de cateter venoso central, cateter peridural para analgesia perioperatória, sondagem vesical, medidas de profilaxia de trombose venosa profunda, entre outras possibilidades em minimizar o tempo de sala. É evidente que a segurança e a monitorização adequada no transporte devem ser preocupação majoritária. Portanto, o tempo de troca de pacientes deve ser continuamente avaliado e exaustivamente testado para conseguir manter no intervalo mínimo possível. Poucos minutos de diferença em um CC de muitas salas pode significar uma variabilidade nas cirurgias diárias. Em um estudo italiano verificou-se que o tempo de troca de sala piorou quando a equipe dos colaboradores foi substituída durante o tempo de cirurgia. Isso indica que o treinamento continuado e manutenção das equipes experientes deve ter influência nas decisões da gestão no centro cirúrgico.

Mapeamento cirúrgico: o tempo

Outro importante fator avaliado é o controle do tempo nos diversos setores do centro cirúrgico, ou seja, entender a logística correta entre horários e disponibilidade das equipes médicas (cirúrgicas e anestésicas), central de materiais (CME), demanda das salas cirúrgicas, farmácia, engenharia clínica, reserva de leito em UTI, banco de sangue, radiologia, laboratório etc. Sendo assim, ocorre uma grande variabilidade no tempo cirúrgico e uma parte disso pode ser influenciada pela boa ou má interação entre os membros das equipes, sendo o anestesista, junto com o enfermeiro responsável, os gestores que irão minimizar qualquer conflito que possa impedir o bom andamento dos processos.

Metas e indicadores do centro cirúrgico.

Indicadores assistenciais significam melhorias de processos. É notório que um ambiente de tamanha complexidade tenha suas próprias ferramentas.

É importante direcionar os indicadores como estratégicos, táticos ou operacionais, pois dessa forma poderão nos orientar sobre melhorias importantes no processo existente e com isso garantir a segurança e a qualidade do paciente. Portanto, cabe ao gestor criar artifícios a fim de minimizar custos e maximizar resultados. A Tabela 1 enumera alguns indicadores de tempo e resultado do centro cirúrgico.

TABELA 1 Tempo e resultado do centro cirúrgico

Tempo médio de atraso no início das cirurgias
Tempo médio de permanência na recuperação pós-anestésica
Preenchimento adequado da ficha anestésica convencional ou eletrônica
Preenchimento adequado da folha de débitos intraoperatórios
Taxa de ocupação de sala (tempo total de sala utilizado/tempo de sala disponível)
Tempo de *setup* de sala operatória (envolve o tempo de limpeza da sala operatória, tempo entre o término de uma cirurgia para outra, tempo do preparo do paciente para a entrada na sala operatória)
Resultado do agendamento cirúrgico (*bate-mapa*)
Número de salas em utilização/número total de salas existentes
Número de cirurgias por sala cirúrgica por dia (podendo dividir por porte da cirurgia)
Número de horas utilizadas por horas disponíveis por período
Número de cirurgias realizadas por mês por médico ou por equipe
Percentual de cumprimento da agenda cirúrgica
Número de reintervenções cirúrgicas não programadas
Taxa de infecção do sítio cirúrgico
Taxa de complicações anestésico-cirúrgicas
Taxa de mortalidade operatória
Pontualidade da equipe cirúrgica

INDICADORES DE QUALIDADE

O uso de um conjunto de indicadores deve ser registrado e analisado continuamente. Isso possibilita ao gestor do CC melhores condições de identificar corretamente um eventual problema, podendo, dessa forma, implementar protocolos e condutas com mais segurança e agilidade. A anestesia é um componente fundamental e essencial dos processos assistenciais cirúrgicos e diagnósticos. É indispensável que o processo anestésico seja do mesmo modo controlado para garantia de resultados assistenciais com o máximo de excelência. Do ponto de vista assistencial, o procedimento anestésico para fins de controle pode ser dividido dependendo do detalhamento de cada situação (avaliação pré-anestésica, procedimento anestésico, analgesia e cuidados pós-operatórios, visita pós-anestésica e avaliação de satisfação do cliente).

A otimização perioperatória é de extrema relevância nesse cenário, pois ajuda a identificar melhorias nos processos previamente implantados e assim propor assertividade nos procedimentos cirúrgicos e anestésicos, garantindo a segurança do paciente e minimizando o seu tempo de internação no serviço de saúde.

Alguns processos devem ser definidos prioritariamente, como a segurança, que é um dos pilares da qualidade na assistência e que corresponde à expectativa principal dos pacientes em relação à especialidade. A opção primeira pode ser a identificação dos processos de risco (alergias, hipertermia maligna, intubação difícil, recursos de monitorização, gestão de eventos adversos, recursos humanos etc.). O serviço deve se antecipar à ocorrência de tais problemas, procurando identificar, em cada etapa dos processos, o risco e a prevenção com ações mais adequadas e mais seguras para cada tipo de risco específico.

Os cuidados em estabelecimentos de saúde devem ser orientados por referências, recomendações ou diretrizes elaboradas por uma equipe de profissionais e passíveis de difusão a todos os membros da equipe participantes do processo.

Indicadores de qualidade em anestesiologia

O indicador representa a coleta de informação associada à evolução de um fenômeno a ser observado em função de objetivos periodicamente definidos. Isto é, o indicador é a variável que descreve o elemento de situação do ponto de vista quantitativo. Importa na ferramenta de auxílio para a tomada de decisão de mudanças bruscas ou não; para este contexto, temos os indicadores estratégicos, que mostram o caminho a ser percorrido mediante o planejamento estratégico da instituição de saúde ou da empresa de anestesiologia. Os indicadores que podem medir resultados intermediários são chamados de indicadores táticos, que ajudam a avaliar se ações traçadas por cada área estão contribuindo para o alcance dos resultados esperados. Nos resultados finais ou indicadores operacionais avaliamos a qualidade da assistência perioperatória prestada ao paciente, estes traduzem uma modificação do estado de saúde. A maioria dos indicadores mostram resultados negativos: mortalidade em anestesia, evento adverso grave, morbidade grave (IAM pós-operatório etc.). Porém, há indicadores que demonstram a satisfação dos pacientes e da instituição de saúde como um indicador de resultado final. Os indicadores de resultados intermediários (táticos) medem a atividade e a qualidade das diferentes etapas do processo. Por exemplo: taxa de procedimentos não agendados e taxa de intubação difícil imprevista. A maioria dos indicadores pode ser dividida em indicadores internos ou externos, com finalidade de uso interno ou externo. Os indicadores internos são utilizados pela equipe no processo de melhoria da qualidade. A escolha desses indicadores acompanha a fase de elaboração do referencial interno e responde aos objetivos da equipe de cuidados. Os indicadores externos para uso interno são propostos por sociedades de especialistas com a finalidade de alinhar e facilitar a atividade profissional.

Os indicadores compartilhados servem para comparar os resultados internos com os resultados estabelecidos por outros serviços de referência ou dados da literatura mundial. Por exemplo, incidência de reoperação por sangramento após cirurgia cardíaca com uso de circulação extracorpórea, incidência de infecção após colocação de próteses ortopédicas e tempo médio de permanência na sala de recuperação pós-anestésica. A Tabela 2 enumera alguns indicadores úteis no serviço de anestesia.

TABELA 2 Indicadores de qualidade nos serviços de anestesiologia

Indicadores globais
Número total de anestesias realizadas por mês
Número de pacientes anestesiados
Número de pacientes por especialidade
Número de anestesias loco regionais
Número de intervenções canceladas
Número de intervenções de urgência
Número de anestesias por sala de cirurgia
Tempo de permanência na sala de cirurgia
Porcentagem entre gêneros feminino/masculino
Idade média e extremos etários
Anestesias em crianças com menos de 1 ano
Anestesias em idosos acima de 75 anos
Classificação ASA
Eventos adversos (náuseas, vômitos, dor pós-operatória)
Indicadores de protocolos gerenciados, como profilaxia de dor, náusea e vômitos

(continua)

TABELA 2 Indicadores de qualidade nos serviços de anestesiologia (*continuação*)

Avaliação pré-anestésica
Número de consultas pré-operatórias/pacientes anestesiados
Número de consultas realizadas no leito de internação
Número de consultas em benefício de outra instituição
Número de aplicação do termo de consentimento livre e esclarecido
Anestesia ambulatorial
Número de anestesias ambulatoriais por mês
Número de procedimentos cancelados
Número de hospitalizações imprevistas
Tipo de anestesia utilizada (sedação ou geral)
Taxa de complicações anestésicas
Identificação do perfil epidemiológico de atendimento no setor
Anestesia obstétrica
Número de partos normais
Número de anestesias obstétricas
Número de cesarianas (% em relação ao número de partos normais)
Porcentagem de cesarianas sob anestesia geral, raquianestesia, peridural
Número de peridurais para analgesia obstétrica
Número de consultas de anestesia no 3° trimestre
Número de anestesias obstétricas sem visita pré-anestésica
Taxa de eventos adversos relacionados ao processo anestésico
Recuperação
Número de pacientes admitidos na sala de recuperação pós-anestésica
Número de pacientes admitidos diretamente em UTI (maneira programada ou não)
Distribuição da duração da permanência na SRPA
Número de eventos adversos relacionados ao processo anestésico na SRPA
Adesão aos protocolos gerenciados, como profilaxia de dor, náusea e vômito

Os dados descritos na Tabela 2 demonstram a importância da anestesiologia para a acreditação de um hospital, especialmente no caso de cirurgias, quando a perícia, a prudência, o conhecimento e a responsabilidade do profissional são fundamentais, não só para a acreditação, mas para a própria vida.

NOVA RESOLUÇÃO DO CFM

Em 2017, a Resolução do CFM n. 1802/2006 foi revogada para n. 2.174/2017, na qual regulamenta o papel do anestesiologista e a torna obrigatória para a realização de diversas normas, vários processos e procedimentos realizados pelos anestesiologistas no período perioperatório, ou seja, antes, durante e após qualquer ato anestésico. O cumprimento obrigatório das resoluções e normas vigentes nos diversos níveis administrativos (federal, estadual e municipal) é condição *sine qua non* para que o processo de acreditação seja bem-sucedido.

AVALIAÇÃO DA SATISFAÇÃO

A avaliação da satisfação com o ato anestésico-cirúrgico é um processo fundamental. Existem algumas dificuldades relacionadas à expectativa do cliente em relação ao procedimento. Isso depende de experiências prévias, do nível educacional do indivíduo e da qualidade da informação fornecida previamente pela equipe cirúrgica e etapas. Por vezes, é difícil para o cliente individualizar os fenômenos decorrentes da anestesia propriamente dita daqueles fenômenos vinculados à cirurgia ou ao procedimento. É preciso ressaltar que a apresentação pessoal e do setor em questão – no caso, o ambiente que o irá receber – é crucial para o resultado final, gerando a satisfação e o bem-estar do paciente.

CONCLUSÃO

Finalizando, o anestesiologista é um profissional de fundamental importância na gestão do CC. Trata-se do ambiente de trabalho mais volátil e complexo do hospital, no qual diversos profissionais trabalham sob pressão, consequentemente surgem conflitos. A falta de um bom relacionamento acaba sendo danosa para o cuidado efetivo dos pacientes e principalmente para a saúde dos profissionais envolvidos, gerando estresse mental, síndrome de *burnout* e redução da produtividade. A qualidade do cuidado dos pacientes depende de um trabalho em equipe multiprofissional no qual a comunicação é parte essencial. A gestão de conflitos requer maturidade emocional, autocontrole e empatia. É necessária uma ótima habilidade de comunicação para manter as relações interpessoais estreitas. Estabelecer uma comissão de gestão de conflitos pode ajudar a manter a calma no ambiente organizacional do CC.

A demanda por qualidade é uma exigência do setor assistencial na área de saúde; para tanto, é necessária a elaboração de ações efetivas que demonstrem melhoria nos indicadores e no processo assistencial como um todo. O anestesiologista integra vários processos assistenciais vinculados à assistência do paciente cirúrgico e também daqueles candidatos a procedimentos diagnósticos. A elaboração do planejamento com metas e objetivos é fundamental para a concretização de processos capazes de fornecer o produto final com qualidade.

Portanto, a participação do anestesista em programas de liderança/gestão e acreditação com foco na qualidade dos processos contribui não apenas para o aperfeiçoamento pessoal e institucional, mas para a melhoria do atendimento prestado pelos especialistas como um todo. A gestão da qualidade é um instrumento de grande valia para a evolução da especialidade e que culminou na evolução da anestesiologia para a medicina perioperatória. O anestesista vem progressivamente adquirindo posição de destaque na sua contribuição para o resultado dos procedimentos cirúrgicos e diagnósticos. A gestão da qualidade certamente representa um instrumento para viabilizar a demonstração das realizações das equipes médicas, permitindo o posicionamento estratégico dentro da rede de atenção à saúde, bem como promover a segurança do paciente durante todo o processo perioperatório.

CONSIDERAÇÕES FINAIS

Sabemos que os médicos anestesistas apresentam total capacidade de gestão do centro cirúrgico, assumindo uma participação significativa na liderança; utilizando-se das ferramentas adequadas, como os indicadores, processos, cuidados com o agendamento e redução da taxa de cancelamentos, controle do tempo de troca de pacientes, gestão de conflitos e de qualidade. Fica evidente que para atingir tal feito se requer uma formação e treinamento adequado da área do conhecimento de administração e gestão hospitalar. Contudo, num período em que a pressão econômica sobre custos e resultados é significativa, quaisquer medidas que otimizem a gestão do funcionamento do centro cirúrgico se tornam importantes para garantir a sustentabilidade financeira de um serviço que consiga oferecer segurança para os pacientes e satisfação da instituição. Entender a influência de fatores como infraestrutura, tecnologia, inovação, processos, cultura, educação, saúde e liderança na produtividade de uma organização é um desafio constante da gestão, requerendo muita resiliência. O momento exige que o foco da gestão deixe de se preocupar com o volume de produção e custos brutos, e passe a se concentrar na percepção do valor do serviço oferecido, por meio da qualidade dos desfechos, do fator custo-efetividade e da satisfação dos clientes. A gestão do CC precisa de uma abordagem mais processual, detalhista e participativa, com resultados consistentes tanto no curto como no longo prazo, conciliando dois objetivos aparentemente não convergentes: a qualidade da assistência e a redução de custos. Somente desse modo atingiremos excelência ao serviço oferecido; o anestesiologista está apto para tal, e sem perder o foco na sua essencialidade: a prática clínica anestésica.

REFERÊNCIAS

1. Agência Nacional de Vigilância Sanitária (Anvisa). RDC n. 36/2013. Brasília; 2013.
2. Attri JP, et al. Con icts in operating room: focus on causes and resolution. Saudi J Anaesth. 2015;9(4):457-63.
3. Alencar IR, Machado AS, Martins AKL. Programa Seis Sigma: estratégia para melhoria da gestão hospitalar. RAS (Revista de Administração em Saúde). 2011;13(50):39-44.
4. Amaral MA, CAMPOS GWS. Organização do trabalho e gestão do cuidado em saúde: uma metodologia de cogestão. O processo de assistência à saúde. In: Vecina Neto G, Malik AM. Gestão em Saúde, 1. ed. Rio de Janeiro: Guanabara Koogan, 2011.
5. Barreto AAO, Guimarães AG. Aplicação do método CANVAS na implementação da gestão da qualidade em uma clínica de diálise de Aracaju. Proceedings of ISTI/SIMTEC. 2014;2(1):165-71.
6. Boggs S, et al. Anesthesiologists as operating room directors: results of a survey. Int J Anesthetic Anesthesiol. 2016;3:041.
7. Botazini NO, et al. Cirurgias eletivas: cancelamentos e causas. Rev SOBECC. 2015;20(4):210-9.
8. Brasil. Manual de acreditação hospitalar. Brasília: Ministério da Saúde/Secretaria de Assistência à Saúde, 3.ed.; 2002.
9. Campbell C, et al. The Financial Burden of Cancelled Surgeries: implications for performance improvement. [Anais de congresso] American Society of Anesthesiologists' Practice Management Conference. Research Gate. 2011.
10. Centre for perioperative care. National Safety Standards for Invasive Procedures (NatSSIPs). Londres. 2023.
11. CBASSS. Manual Internacional de Padrões de Acreditação Hospitalar. Rio de Janeiro: Consórcio Brasileiro de Acreditação de Sistemas e Serviços de Saúde, 2003.
12. CFM. Normas de sedação profunda. Resolução n. 1670. Brasília: Diário Oficial da União, seção I, 11 de julho de 2003.
13. CORREL DJ, et al. Value of preoperative clinic visits in identifying issues with potential impact on operating room ef ciency. Anesthesiology. 2006;105:1254-9.
14. Dexter F, Wachtel RE. Strategies for net cost reductions with the expanded role and expertise of anesthesiologists in the perioperative surgical home. Anesth Analg. 2014;118:1062-71.
15. Dexter F, Hindman BJ. Quality of supervision as an independent contributor to an anesthesiologist's individual clinical value. Anesthesia & Analgesia. 2015;15(2):507-513.
16. Duarte IG, Ferreira DP. Uso de indicadores na gestão de um centro cirúrgico. Revista de Administração em Saúde. 2006;8(31):63-70.
17. Eichhorn JH. History of anesthesia patient safety. Int Anesthesiol Clin. Spring. 2018;56(2):65-93.
18. Gomes MCSMA. Organização e gestão do centro cirúrgico de um hospital universitário de Belo Horizonte – Minas Gerais. Programa de Pós-graduação da Escola de Enfermagem da Universidade Federal de Minas Gerais, Enfermagem [tese de mestrado]; 2009.
19. Gordilho R. Maturidade de gestão hospitalar e transformação digital: os caminhos para o futuro da saúde. São Paulo: Ledriprint; 2018.
20. Huda FA Retrospective analysis of reasons for cancellation of elective surgery in a teaching hospital. International J Scientic Study. 2014;2(2):28-30.
21. Hyder JA, et al. What can the National Quality Forum tell us about Performance measument in anesthesiology. Anesth Analg. 2015;120(2):440-8.

22. Joint Commission International (JCI). Manual dos padrões de acreditação Joint Comission International para hospitais. Consórcio Brasileiro de Acreditação. Rio de Janeiro; 2021.
23. Jones CPL, et al. Human factors in preventing complications in anaesthesia: a systematic review. Anaesthesia. 2018;73(Suppl.1):12-24.
24. Laselva CR, et al. Abordagem sistêmica para criar valor ao paciente. Harvard Business Review Brasil, 08/08/2016.
25. Macedo JM, et al. Cancelamento de cirurgias em um hospital universitário: causas e tempo de espera para novo procedimento. Rev SOBECC. São Paulo. jan./mar. 2013;18(1):26-34.
26. Malhorta V. What should anesthesiologists know about operating room management. Revista Mexicana de Anestesiología. 2006;29(Supl.1):S83-S88.
27. Moreira LZ, et al. Avaliação dos motivos de cancelamento de cirurgias eletivas. Enfermagem Rev. 2016;19(2):212-25.
28. Moura VG. Aplicação do Ciclo PDCA para a resolutividade de problemas em um ambiente hospitalar: um estudo de caso feito no setor de suprimentos de um hospital. Anais do VI ConBRepro; 2016.
29. Musumeci R, et al. The path to a sucessful operating room environment. In: Kaye AD, et al. Operating room leadership and management, 1. ed. New York: Cambridge University Press; 2012.
30. Ministério da Saúde. Documento referência para o programa nacional de segurança do paciente. Brasília: Ministério da Saúde; 2013.
31. Noronha JC, Travassos CM, Rosa MGL, Temporão JG. Iniciativas em Qualidade no Brasil. AVal Pol Publ Educ. 2000:61-72.
32. Cruz PG (coord.); Organização Nacional de Acreditação (ONA). Manual para organizações prestadoras de serviços de saúde. Brasília: ONA; 2022.
33. Ovretveit J. Melhoria da qualidade que agrega valor: o cuidado de saúde. Rio de Janeiro: Proqualis; 2015.
34. Pena FPM, Malik AM. Gestão estratégica em saúde. In: Vecina Neto G, Malik AM. Gestão em saúde. 1.ed. Rio de Janeiro: Guanabara Koogan; 2011, p. 113-26.
35. Perroca MG, et al. Monitorando o cancelamento de procedimentos cirúrgicos: indicador de desempenho organizacional. Rev Esc Enferm USP. 2007;41(1):113-9.
36. Pertence PP, Melleiro MM. Implantação de ferramenta de gestão de qualidade em hospital universitário. Rev Esc Enferm USP. 2010;44(4):1024-31.
37. Randa K, Heiser R, Gill R. Strategic investments in the operating room: information technology to generate rapid ROI and long-term competitive advantage; 2009.
38. CREMERJ. Resolução n. 133, 13 de janeiro de 1999. Dispõe sobre a conduta do médico diante da recusa do paciente em receber hemotransfusão. Rio de Janeiro: Diário Oficial do Estado do Rio de Janeiro, 19 fev. 1999.
39. CNS-MS. Resolução n. 196, de 10 de outubro de 1996. Aprova e regulamenta diretrizes e normas regulamentadores de pesquisas envolvendo seres humanos. Disponível em: <http://conselho.saude.gov.br/docs/Resolucoes/Reso196.doc>.
40. Conselho Federal de Medicina. Resolução n. 1208, 4 de outubro de 2006. Determina normas aos médicos que praticam anestesia. Brasília: Diário Oficial da União, 22 out. 1993; Seção I, p. 3439.
41. Conselho Federal de Medicina. Resolução n. 1670, 11 de julho de 2003. Determina normas da sedação profunda. Brasília: Diário Oficial da União, 14 jul. 2003; Seção I.
42. Conselho Federal de Medicina. Resolução n. 1672, 9 de julho de 2003. Determina normas do transporte inter-hospitalar. Brasília: Diário Oficial da União, 14 jul. 2003. Seção I, 2003.

43. Agência Nacional de Vigilância Sanitária. Resolução RDCN 10 de 23 de janeiro de 2004. Diretrizes para o uso de RFC. Brasília: Diário Oficial da União, 26 jan. 2004; Seção 1, p. 28.
44. Ribeiro NRC. A descontinuidade do Programa de Acreditação Hospitalar no Hospital da Restauração: poderia ter sido diferente? Dissertação de mestrado. Recife: UFPE; 2006.
45. Ruthes RM, Cunha ICKO. Os desafios da administração hospitalar na atualidade. Rev Adm Saúde. 2007;9(36):93-102.
46. Salman FC, Silva ED, Moraes JMS. Organização e gestão de serviços de anestesia com foco na qualidade e segurança. In: Salman FC, et al. Qualidade e segurança em anestesiologia. Rio de Janeiro: Sociedade Brasileira de Anestesiologia (SBA); 2012. p. 55-66.
47. Santos DLAS. O anestesiologista e o processo de acreditação hospitalar. Med Perioperatória. 2008:1001-8.
48. Santos GAAC, Bocchi SCM. Cancellation of elective surgeries in a Brazilian public hospital: reasons and estimated reduction. Rev Bras Enferm. 2017;70(3):535-42.
49. Scagliarini M, et al. Monitoring operating room turnaround time: a retrospective analysis. Int J Health Care Quality Assurance. 2016;29(3):351-9.
50. Sluttiel A. Gestão da qualidade em anestesiologia. Prática Hospitalar. 2008;58:93-6.
51. Sociedade Brasileira de Anestesiologia (SBA). Complicações e eventos adversos em anestesiologia. Rio de Janeiro: SBA; 2021.
52. Timoney N, et al. The effects of surgeons and anesthesiologists on operating room efficiency. Interdisciplinary Neurosurgery: Advanced Techniques and Case Management. 2016;5:38-42.
53. Trentman TL, et al. Day of surgery cancellations in a tertiary care hospital: a one year review. J Anesthe Clinic Res. 2010;1(3):109.
54. Umansky B, Lee C. What 183 C-suite executives told us about their top concerns. Advisory Board. 2017.
55. Vendemiatti M. et al. Conflito na gestão hospitalar: o papel da liderança. Ciência & Saúde Coletiva. 2010;15(Supl. 1):1301-14.
56. WONG, A. From the front lines: a qualitative study of anesthesiologists' work and professional values. Can J Anesth. 2011;58:108-17.

Gestão de pessoas: governança clínica, educação continuada, cultura de segurança e impacto em resultados

Arthur de Campos Vieira Abib
Leopoldo Muniz da Silva
Fernando Nardy Bellicieri

DESTAQUE DO TEMA

1. Estratégias de gestão de talentos, desenvolvimento de competências técnicas e comportamentais e abordagem proativa na identificação e resolução de conflitos são imperativos na otimização do desempenho da equipe de anestesia.
2. A interseção entre a gestão de pessoas e a governança clínica em anestesia constitui um campo de estudo em constante evolução.
3. A avaliação de desempenho em anestesiologia deve incluir também iniciativas de desenvolvimento profissional contínuo.

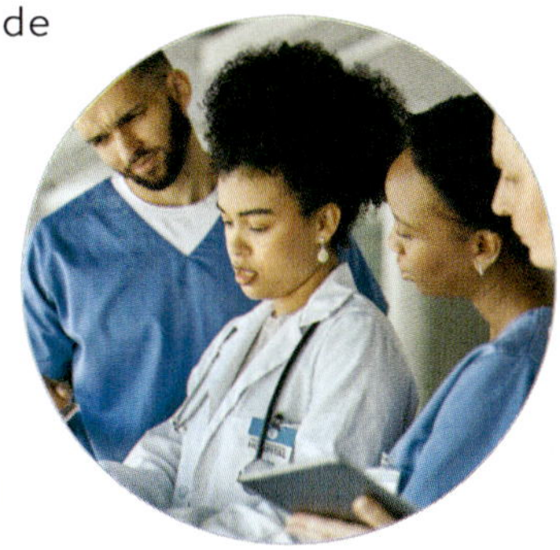

GESTÃO DE PESSOAS

A gestão de recursos humanos na área de anestesiologia é uma dimensão crítica da administração hospitalar, demandando abordagens científicas de educação continuada para otimizar o desempenho dos profissionais envolvidos. Mais do que gerir pessoas, cuidar de quem cuida do paciente é uma prioridade quando se trata de gestão de médicos anestesiologistas.

Para potencializar o desempenho dos profissionais e garantir sua satisfação profissional, a gestão de pessoas se sustenta em cinco pilares:

- Liderança.
- Comunicação.
- Treinamento e capacitação.
- Trabalho em equipe.
- Processos.

No âmbito da anestesiologia, a gestão de pessoas assume uma relevância particular, considerando as especificidades da prática clínica e a necessidade de profissionais altamente qualificados. Estratégias de gestão de talentos, desenvolvimento de competências técnicas e comportamentais, além de uma abordagem proativa na identificação e resolução de conflitos, são imperativos na otimização do desempenho da equipe de anestesia. Paralelamente, a governança clínica demanda a implementação de protocolos baseados em evidências, monitoramento contínuo de indicadores de qualidade e a busca incessante por melhores práticas, contribuindo para a segurança e a eficácia dos procedimentos anestésicos.

A gestão de pessoas em anestesiologia apresenta desafios específicos, dada a natureza crítica e complexa da especialidade. Alguns dos principais desafios incluem:

- Alta especialização e atualização contínua: profissionais em anestesiologia demandam constante atualização e treinamento devido às rápidas mudanças na tecnologia e nas práticas médicas. Gerenciar a formação contínua e a especialização da equipe torna-se algo desafiador, requerendo investimentos em educação continuada.
- Pressão e estresse: a prática anestésica frequentemente envolve situações de alta pressão, emergências médicas e tomada de decisões rápidas. A gestão de pessoas precisa lidar com o estresse associado a essas circunstâncias, implementando estratégias de suporte emocional, programas de gerenciamento do estresse e políticas que promovam um ambiente de trabalho saudável. Destaca-se também a elaboração de um plano de discussão sobre abordagens e resolução de conflitos com outras equipes médicas e time multidisciplinar.
- Escassez de profissionais: em muitas regiões, a escassez de anestesiologistas é um desafio crítico. A gestão de pessoas precisa desenvolver estratégias para atrair e reter profissionais qualificados, considerando aspectos como remuneração competitiva, condições de trabalho atrativas e oportunidades de desenvolvimento profissional.

- Colaboração multidisciplinar: a anestesiologia envolve colaboração estreita com outros profissionais de saúde, como cirurgiões, enfermeiros e técnicos. A gestão eficaz requer habilidades de liderança que facilitem a comunicação e a colaboração entre equipes multidisciplinares, garantindo um ambiente de trabalho coeso e certamente mais harmônico, com foco no desfecho para o paciente. Dessa forma, deve-se migrar da lógica "médico-cêntrica" para um cuidado centrado no paciente.
- Aspectos éticos e comunicação sensível: a gestão de pessoas em anestesiologia precisa abordar questões éticas complexas, como consentimento informado, limitação de tratamento e comunicação sensível em situações delicadas. A capacidade de treinar a equipe para lidar com essas questões de maneira ética e empática é fundamental.
- Tecnologia e inovação: a introdução de novas tecnologias e práticas inovadoras na anestesia requer uma gestão que promova a adaptação rápida da equipe. A capacidade de integrar eficientemente novas tecnologias e práticas clínicas na rotina diária é crucial para otimizar a eficácia e a segurança dos procedimentos anestésicos.

A superação desses desafios exige uma abordagem estratégica da gestão de pessoas em anestesiologia, destacando a importância da liderança, do investimento em capacitação contínua e da promoção de um ambiente de trabalho saudável e colaborativo.

GOVERNANÇA CLÍNICA

A governança clínica em anestesia refere-se à implementação de diretrizes e protocolos que buscam assegurar a qualidade e a segurança dos procedimentos. A integração sinérgica desses conceitos implica a adoção de práticas de gestão estratégica, abordando desde a seleção e treinamento de profissionais até a implementação de sistemas eficazes de comunicação e supervisão.

A interseção entre a gestão de pessoas e a governança clínica em anestesia constitui um campo de estudo em constante evolução, requerendo a integração de abordagens multidisciplinares. A promoção de uma cultura organizacional que valorize a excelência clínica, a ética profissional e a comunicação eficaz é essencial para alcançar os objetivos de segurança e a qualidade na prática anestésica.

O conceito de governança clínica surgiu no Reino Unido, em meados dos anos 1990, como uma forma de aprimorar a qualidade dos serviços prestados pelo sistema público de saúde britânico. Sua definição padrão descreve-o como "um sistema pelo qual as organizações se comprometem a aprimorar continuamente a qualidade de seus serviços, assegurando padrões elevados de atendimento e estabelecendo um ambiente de excelência em cuidados clínicos direcionado a todas as partes interessadas, incluindo pacientes, familiares, médicos, colaboradores, prestadores de serviços e a comunidade em geral". O modelo de governança clínica foi desenvolvido como uma resposta aos crescentes desafios enfrentados pelos sistemas de saúde em todo o mundo, como a necessidade de garantir a segurança dos pacientes, reduzir erros do sistema de saúde e aumentar a eficiência dos serviços de saúde.[1] A governança clínica, portanto, não se limita a um mero conjunto de diretrizes, mas representa uma estrutura abrangente que visa à constante melhoria na qualidade dos serviços de saúde. Logo, não se trata de uma ação pontual, mas um modelo de gestão a ser adotado de maneira contínua.

A governança clínica é composta por seis pilares fundamentais que permitem uma gestão eficiente e segura. São eles: experiência do paciente; gestão de risco; efetividade e eficiência; auditoria clínica; gestão de pessoas; educação e treinamento.

A gestão efetiva dos serviços de saúde requer uma abordagem abrangente, considerando fatores cruciais como efetividade, eficiência e auditoria clínica. A efetividade refere-se à capacidade de alcançar resultados desejados e atingir os objetivos propostos, garantindo a qualidade e a pertinência dos cuidados prestados aos pacientes. Já a eficiência está associada à otimização dos recursos disponíveis, buscando maximizar a produtividade e minimizar o desperdício. Nesse contexto, a auditoria clínica desempenha um papel fundamental, avaliando sistematicamente a conformidade com padrões estabelecidos, identificando áreas de melhoria e garantindo a aderência a protocolos e práticas baseadas em evidências.[2] A combinação efetiva desses elementos contribui para a promoção de serviços de saúde de alta qualidade, economicamente sustentáveis e alinhados com as melhores práticas clínicas.

EDUCAÇÃO CONTINUADA EM EQUIPES MÉDICAS

O médico é impulsionado por motivações essencialmente pragmáticas, caracterizado por limitações temporais e restrições à mobilidade. Sua experiência profissional molda convicções e hábitos que, por vezes, dificultam a receptividade a inovações ou definições de padrões, o que o torna, muitas das vezes, resistente a diretrizes e protocolos. Consequentemente, à medida que avança em seu *status* profissional, a condição de educando pode gerar desconforto.[3] Diante desses desafios, o programa deve ser fundamentado nas áreas de interesse explicitadas pelos médicos e adaptado à sua dinâmica de atuação, devendo ser conduzido de maneira a respeitar suas sensibilidades e, simultaneamente, facilitar a participação ativa. Logo, o médico deve entender o propósito dos treinamentos necessários e atualizações, e cabe a gestão envolvê-lo nesse processo e não somente impor uma obrigatoriedade de participação. Uma deficiência comum nesses programas é relegar os participantes a posições passivas, em que, inibidos, apenas observam sem efetivamente se engajar e, consequentemente, sem produzir melhores resultados.

Assim, como a educação continuada, sistemas eficientes de avaliação de desempenho fazem parte da gestão de pessoas e da avaliação de competências requeridas. Dada a natureza crítica e complexa da especialidade, a avaliação de performance em anestesiologia abrange diversos aspectos que vão além do domínio técnico. Essa avaliação busca garantir que os anestesiologistas não apenas demonstrem proficiência clínica, mas também estejam comprometidos com práticas éticas, comunicação eficaz e o contínuo aprimoramento profissional. No âmbito técnico, a avaliação de performance em anestesiologia inclui a análise da habilidade do profissional em realizar procedimentos anestésicos com segurança e eficácia. Isso envolve a avaliação do manejo perioperatório, adesão a protocolos e diretrizes clínicas, adoção de medidas seguras na administração adequada de medicamentos anestésicos, a resposta a situações de emergência e a utilização de tecnologias e equipamentos específicos. Tais habilidades podem ser aferidas por meio de auditorias clínicas, auditorias de prontuário, como no caso de adesão a protocolos, bem como por meio de avaliação qualitativa de performance, incluindo pontualidade, capacidade de comunicação e proatividade para resolução de problemas clínicos e não clínicos. Contudo, todos os critérios de avaliação devem ser claros e compreendidos por toda a equipe, devendo gerar *feedback* para os médicos avaliados em determinado ciclo de desempenho. Além disso, a avaliação de desempenho em anestesiologia considera a habilidade do anestesiologista em comunicar-se de maneira clara e eficaz com a equipe cirúrgica, outros profissionais de saúde e, crucialmente, com os pacientes. A avaliação ética é igualmente importante, incluindo a consideração da conduta profissional, respeito à autonomia do paciente e aderência a padrões éticos e regulatórios.

A avaliação de desempenho em anestesiologia deve incluir também iniciativas de desenvolvimento profissional contínuo, como participação em cursos, *workshops*, atualizações de protocolos e envolvimento em pesquisas clínicas. Isso reflete o comprometimento do anestesiologista com a educação continuada e a busca pela excelência. Cabe à gestão orquestrar a mensuração dos elementos da avaliação de desempenho de modo a torná-la uma ferramenta de melhoria contínua e que agregue todos os médicos dentro do mesmo propósito. O ciclo temporal para a condução da avaliação de desempenho pode ser delineado em um intervalo de seis meses a um ano, desempenhando, assim, um papel relevante ao servir como uma ferramenta de avaliação longitudinal da performance da equipe ao longo do tempo. Aconselha-se que uma política abrangente de avaliação de desempenho, caracterizada pela clareza e precisão dos critérios propostos, esteja acessível a todos os profissionais médicos envolvidos no processo.[4]

Engajar médicos não é tarefa fácil. O engajamento de pessoas acontece a partir do momento que a liderança for clara a respeito da importância da qualidade. Uma vez que a qualidade for uma pauta constante e que todos os processos estiverem diretamente relacionados a ela, toda a equipe entenderá o propósito em busca dos melhores resultados. A avaliação de desempenho atrelada a metas esperadas em relação à qualidade técnica também é uma estratégia para alavancar o empenho de todos em prol de objetivos comuns a todos os médicos que integram o serviço de anestesiologia.

"*JOY AT WORK*" EM ANESTESIOLOGIA

O médico enfrenta desafios significativos devido à carga de trabalho intensa, especialmente os anestesiologistas, que lidam com privação de sono e estresse adicional devido ao ambiente cirúrgico dinâmico e pouco previsível. A sensação de resignação diante das crescentes demandas cria uma desconexão entre as preocupações profissionais e a vida pessoal, levando a uma percepção de descartabilidade no sistema de saúde voltado para atendimentos em grande escala. A autonomia, outrora valorizada, é percebida como limitada, resultando na perda de liberdade. Além disso, anestesiologistas enfrentam desafios como poluição sonora, exposição a condições ambientais extremas e falta de autonomia no controle sobre a carga de trabalho. Outros fatores relevantes recaem na falta de controle sobre horários de trabalho e na dificuldade de comunicação com a equipe cirúrgica, sem mencionar a subordinação permanente à agenda dos cirurgiões.[5] É vasta a literatura que apresenta a especialidade como umas das mais comprometidas por estresse e *burnout*.[6] Muitos estudos demonstram que o *burnout* aumenta a incidência de erros médicos. De fato, períodos prolongados de vigília contínua resultam em efeitos deletérios que prejudicam a concentração, vigilância, memória de curto prazo, capacidade de retenção, habilidades motoras e capacidade de detectar mudanças significativas em variáveis clínicas. Nesse cenário, explorar o conceito de qualidade de vida e "*joy at work*" (alegria no trabalho) revela-se uma perspectiva valiosa para potencializar a excelência na prática anestésica e deve ser objetivo na gestão de recursos humanos em anestesiologia.[7]

A "*joy at work*" não se limita à mera busca da satisfação pessoal, mas emerge como um catalisador poderoso para a qualidade dos cuidados prestados aos pacientes. Profissionais de anestesia, ao encontrarem alegria e satisfação em suas atividades diárias, não apenas promovem um ambiente de trabalho saudável, mas também elevam o padrão de cuidado oferecido.

Promover a "*joy at work*" em médicos anestesiologistas envolve a implementação de estratégias que visem melhorar o ambiente de trabalho, reduzir o estresse e fortalecer a satisfação profissional.[8] A Tabela 1 descreve algumas sugestões de

TABELA 1 Recomendações de estratégias para promoção de percepção positiva no ambiente de trabalho

Promover um ambiente de trabalho positivo
Incentivar uma cultura organizacional que valorize o bem-estar e a colaboração. O médico precisa ser ouvido e entendido em relação às suas expectativas e objetivos de vida.
Fomentar um ambiente em que a comunicação seja aberta e respeitosa.
Desenvolver momentos de integração da equipe e aprendizado contínuo sobre habilidades não técnicas comportamentais.
Equidade entre os membros da equipe.
Estimular o reconhecimento dos aspectos positivos advindos da prática médica, potencializando, assim, o desempenho individual de cada profissional.
Promoção do reconhecimento profissional de cada membro da equipe médica.
Gerenciar a carga de trabalho
Implementar políticas que abordem a carga de trabalho excessiva.
Oferecer apoio para lidar com situações de alta demanda.
Desenvolver estratégias gerenciais que valorizem o problema do excesso de carga horária, com decisões resolutivas pela área de gestão de escalas.
Priorizar o equilíbrio entre vida profissional e pessoal
Promover práticas que incentivem o equilíbrio entre vida profissional e pessoal.
Oferecer flexibilidade de horários sempre que possível.
Programas de educação continuada personalizados
Desenvolver programas de atualização que levem em consideração as áreas de interesse declaradas pelos médicos anestesiologistas.
Oferecer oportunidades de aprendizado que se alinhem com suas metas profissionais.
Reconhecimento e valorização
Implementar programas de reconhecimento que destaquem conquistas e contribuições individuais.
Valorizar a expertise dos anestesiologistas e seu papel fundamental na equipe de saúde.
Desenvolvimento profissional
Oferecer oportunidades de desenvolvimento profissional e promoção de liderança.
Facilitar o acesso a treinamentos e workshops que aprimorem habilidades clínicas e não clínicas.
Suporte psicológico e de saúde mental
Disponibilizar serviços de suporte psicológico para lidar com o estresse e as demandas emocionais da profissão.
Promover a importância do autocuidado e da busca de ajuda quando necessário.
Desenvolver o conceito de "segunda vítima" diante de eventos adversos.
Participação nas decisões organizacionais
Incluir os médicos anestesiologistas nas decisões relacionadas às práticas clínicas e políticas organizacionais.
Estimular a participação ativa em comitês e grupos de trabalho relevantes.

abordagem. Contudo, tais recomendações devem ser adaptadas às expectativas de cada equipe, cabendo à gestão promover políticas de gestão de pessoas que levem em consideração o desenvolvimento de uma percepção de clima organizacional mais positiva para todos.

Ao adotar essas estratégias, os gestores podem criar um ambiente mais propício à alegria no trabalho para os médicos anestesiologistas, resultando em benefícios não apenas para os profissionais, mas também para a qualidade dos cuidados prestados aos pacientes.

CONFLITO DE GERAÇÕES NA GESTÃO DE PESSOAS

Ao falarmos das diferentes gerações podemos citar os *baby boomers*, a geração X, a geração Y (*millenials*), a geração Z e a geração alpha. Cada uma tem as suas características próprias condicionadas a diversos aspectos socioeconômicos e culturais. Hoje vivemos um momento em que os *baby boomers* ocupam cargos de alta gestão e caminham para o fim da carreira, enquanto a geração X começa a assumir os mais altos postos do mercado de trabalho e a geração Y é quem maciçamente exerce a medicina. E em 2023-2024 se formam os primeiros médicos da geração Z. A maneira como cada geração desenvolve suas expectativas em relação ao estilo de vida e forma de entender o trabalho e exercício da medicina termina por ocasionar conflitos que impactam a satisfação com o ambiente de trabalho e tais aspectos devem ser levados em consideração no processo de gestão de pessoas. Os *baby boomers* cresceram em um período de prosperidade pós-Segunda Guerra Mundial, focado em trabalho duro e estabilidade. Muitos deles escolheram carreiras de longo prazo em uma única empresa, valorizando a lealdade e a ascensão hierárquica. A aposentadoria era vista como o fim de uma carreira dedicada, com objetivos de vida no longo prazo. Os membros da geração X foram os primeiros a testemunhar mudanças significativas no mercado de trabalho, incluindo avanços tecnológicos. Isso influenciou sua abordagem pragmática em relação ao trabalho, buscando equilibrar a vida profissional e pessoal. A geração X é conhecida por sua independência, ceticismo em relação à autoridade e disposição para mudanças de carreira. Os *millennials* cresceram em meio a avanços tecnológicos rápidos e eventos globais transformadores. Eles valorizam a flexibilidade no trabalho, diversidade e propósito. Para os *millennials*, o trabalho é mais do que apenas um meio de ganhar dinheiro; eles buscam significado, impacto social e oportunidades de aprendizado contínuo. A geração Y também é conhecida por questionar hierarquias tradicionais e preferir ambientes de trabalho colaborativos e com excelente qualidade de vida, tendo objetivos mais imediatistas focados no curto prazo. Logo, a valorização por performance é mais relevante que a ascensão baseada em tempo de carreira e hierarquias correlatas.

A geração Z é a primeira a crescer em um mundo completamente digital. Eles valorizam a autenticidade e a diversidade e estão acostumados com a rapidez da informação. Essa geração, muitas vezes empreendedora, tende a preferir trabalhar de modo independente e valorizando o equilíbrio entre trabalho e vida pessoal. Em resumo, as diferentes gerações têm perspectivas distintas sobre o trabalho, influenciadas por seus contextos históricos, avanços tecnológicos e valores culturais. Compreender a dinâmica geracional é essencial, requerendo respeito e habilidade para lidar com as particularidades de cada geração. Estabelecer uma comunicação transparente sobre esse tema pode contribuir positivamente para a retenção de talentos, a diminuição da rotatividade da equipe e o aprimoramento do ambiente organizacional. Essas ações, por sua vez, têm um impacto significativo na satisfação pessoal dos anestesiologistas em relação ao trabalho.

CULTURA DE SEGURANÇA E IMPACTO EM RESULTADOS

A cultura de segurança refere-se ao conjunto de valores, atitudes, crenças e práticas compartilhadas dentro de uma organização que influenciam a maneira como os membros da equipe abordam a segurança.[8] É um componente fundamental para a promoção e a manutenção de ambientes seguros, especialmente em setores críticos, como o centro cirúrgico. Uma cultura de segurança positiva se manifesta quando os membros da organização estão comprometidos com a prevenção de incidentes, a identificação proativa de riscos e a promoção de práticas seguras no ambiente de trabalho. Isso envolve a promoção da comunicação aberta, a aprendizagem contínua com eventos adversos, o incentivo à prestação de *feedback* construtivo e a colaboração efetiva entre os membros da equipe. Não é apenas o que é pensado ou dito, mas o que é demonstrado por comportamentos e ações. Em ambientes de trabalho com uma cultura robusta de segurança, as pessoas não têm medo de discutir quase falhas, erros e danos ao paciente. Em vez disso, há um ambiente de apoio para aprender com as experiências a fim de prevenir erros e melhorar o atendimento aos futuros pacientes. Além disso, visando a uma cultura de segurança robusta, a governança clínica deve fomentar um ambiente organizacional propício e coeso, no qual a segurança se estabeleça como o principal guia.

A Agency for Healthcare Research and Quality (AHRQ) destaca as seguintes quatro características principais que definem uma cultura de segurança:[10]

- Reconhecimento da natureza de alto risco dos cuidados de saúde com o compromisso de "alcançar operações seguras de maneira consistente".
- Um ambiente livre de culpa em que os indivíduos podem relatar erros ou quase falhas sem medo de repreensão ou punição.

- Trabalho em equipe em todas as categorias e disciplinas para resolver os problemas de segurança do paciente.
- Compromisso da organização em fornecer recursos para tratar de questões de segurança.

Em organizações comprometidas com uma cultura de segurança robusta, a gestão desempenha um papel crucial ao estimular a notificação ativa de eventos e potenciais falhas por parte dos membros da equipe. Ao criar um ambiente em que relatar incidentes é incentivado e considerado uma contribuição valiosa para a aprendizagem organizacional, a gestão fortalece a transparência e a capacidade de resposta a riscos emergentes. Além disso, uma cultura de segurança verdadeiramente eficaz não se conforma com falhas, mas, pelo contrário, busca identificar suas causas fundamentais e implementar melhorias contínuas nos processos e práticas, promovendo, assim, um ambiente mais seguro e resiliente. Combate ao conformismo de condições desfavoráveis em termos de segurança deve ser uma meta da gestão de pessoas. Da mesma forma, fortalecer o incômodo diante de não conformidades, quebras de contratualizações, quase erros e eventos é fundamental para manter uma cultura de notificação fortalecida.

As informações obtidas a partir das notificações são determinantes para tomadores de decisão, devendo subsidiar a implementação de melhorias organizacionais. A tomada de decisão baseada em dados sobre notificações de incidentes, então, deve ser um compromisso assumido pela gestão. A Organização Mundial da Saúde infere que, no mundo, ocorre um evento adverso evitável para cada 10 pacientes, durante a utilização dos serviços de saúde.[10] Estima-se que 4,2 milhões de pacientes em todo o mundo sofrem danos ou morte anualmente devido a práticas de assistência insegura ou a erros. Logo, sempre há oportunidades de notificação de não conformidades, circunstâncias de riscos e eventos em ambientes complexos como o centro cirúrgico e espera-se que haja ao menos 1 notificação a cada 10 cirurgias realizadas. É digno de destaque que o propósito primordial da notificação deve residir na implementação de melhorias, não na penalização de indivíduos. A ênfase recai sobre a promoção de uma cultura de aprendizado contínuo, na qual os relatos de eventos adversos não são vistos como culpabilização, mas sim como oportunidades valiosas para aprimorar os processos, fortalecer a segurança do paciente e aprimorar a qualidade global do atendimento.

O custo anual derivado de eventos adversos no sistema de saúde é estimado em 42 bilhões de dólares, consumindo cerca de 1% dos gastos globais na saúde.[10] Logo, investir em cultura de segurança, além de tudo, garante a sustentabilidade do sistema de saúde como um tudo.

CONCLUSÃO

No contexto da gestão de pessoas, fica evidente que o sucesso de qualquer instituição de saúde está intrinsecamente ligado à valorização e à capacitação de sua equipe. A interseção entre esses elementos não apenas fortalece a eficiência operacional, mas também molda uma cultura organizacional que prioriza a segurança, o aprendizado constante e, por conseguinte, influencia positivamente nos resultados almejados. A compreensão holística desses pilares é essencial para enfrentar os desafios dinâmicos do cenário de saúde contemporâneo, promovendo não apenas a excelência clínica, mas também um ambiente de trabalho que nutre o desenvolvimento profissional e pessoal de seus membros. Nesse sentido, a gestão de pessoas não é apenas uma função administrativa, mas um alicerce estratégico que direciona a instituição para um futuro sustentável e de excelência na assistência perioperatória.

REFERÊNCIAS

1. Padilha RQ, Gomes R, Lima VV, Soeiro E, Oliveira JM, Schiesari LMC, et al. Princípios para a gestão da clínica: conectando gestão, atenção à saúde e educação na saúde. Ciência & Saúde Coletiva. 2018;23(12):4249-57.
2. Scally G, Donaldson LJ. Clinical governance and the drive for quality improvement in the new NHS in England. BMJ. 1998;317(7150):61-65.
3. Arenson-Pandikow HM, Oliviera LT, Bortolozzo CR, Petry S, Schuch TF. Perception of quality of life among anesthesiologists and non-anesthesiologists. Rev Bras Anestesiol. 2012;62(1):48-55.
4. Silva LM, et al. Modelo de avaliação de desempenho por performance como promotor de ciclos de melhoria na prática anestésica. In: Congresso Internacional de Qualidade em Serviços e Sistemas de Saúde, 2019, São Paulo. Anais eletrônicos. Campinas, 2019. Disponível em: <https://proceedings.science/qualihosp-2019/trabalhos/modelo-de-avaliacao-de-desempenho-por-performance-como-promotor-de-ciclos-de-mel?lang=pt-br>. Acesso em: 22 dez. 2023.
5. Sousa ARC, Mourão JI de B. Burnout in anesthesiology. Rev Bras Anestesiol. 2018;68(5): 507-17.
6. Weller JM, Henning M. Impact of assessments on learning and quality of life during anaesthesia training in Australia and New Zealand. Anaesth Intensive Care. 2011;39:35-9.
7. McGrath JM, Brandon D. Why does joy at work matter? Adv Neonatal Care. 2019;19(4):245.
8. Newton C. What brings joy to your work? Can Fam Physician. 2023;69(8):583.
9. Pronovost P, Holzmueller CG, Needham DM, Sexton JB, Miller M, et al. How will we know patients are safer? An organization-wide approach to measuring and improving safety. Crit Care Med. 2006;34:1988-95.
10. Fragata J, Sousa P, Santos RS. Organizações de saúde seguras e fiáveis/confiáveis. Cap. 1. In.: Sousa P, Mendes W (org.). Segurança do paciente: criando organizações de saúde seguras. 2. ed (revista e ampliada). Rio de Janeiro, RJ: CDEAD, ENSP, Fiocruz, 2019, p. 20-40.

4

Aspectos da implementação de gestão empresarial

Fábio Augusto Schiavuzzo

DESTAQUE DO TEMA

1. A empresa bem gerida e estruturada é capaz de compreender o sistema de saúde, sua complexidade e transformação.
2. A análise ambiental interna permite um grande diagnóstico da situação da empresa em determinado momento, tratando-se de um exercício de autocrítica para conhecer qual o *status* da empresa.
3. Na análise ambiental externa se mapeia o tamanho do mercado.
4. Transformar um grupo médico em empresa exige muita resiliência da liderança, testará limites e precisa ser conduzido de forma organizada e planejada.

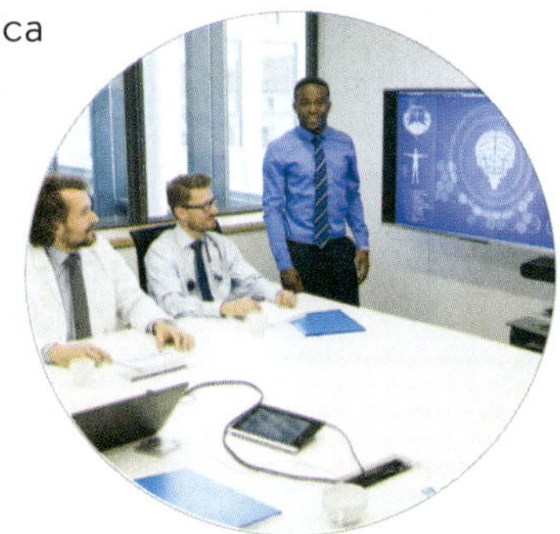

INTRODUÇÃO

Gestão empresarial. Qual é a importância disso na nossa vida? Somos médicos. Muitos pensam ou conhecem alguém que pense assim. Enquanto médicos, fomos treinados e formados ao longo dos anos em nossas escolas de graduação e pós-graduação a aprender e estudar assuntos que nos tornassem capazes de exercer nossa atividade profissional: cuidar de pessoas. Durante décadas pudemos, de modo livre, nos preocupar apenas com o estudo e o conhecimento das ciências biológicas e do cuidado com os pacientes. Era o bastante. Atuávamos quase como verdadeiros artesãos, dotados de conhecimentos específicos que eram de acesso restrito e nos tornavam capazes de entregar aquilo que era o esperado de nós: excelência técnica. Não havia outras preocupações. Um médico montava seu consultório, contratava uma secretária, atendia seus pacientes, fazia suas cirurgias, cobrava o valor considerado justo e a vida seguia, sem grandes complicadores. Como anestesistas seguíamos uma lógica semelhante. Éramos profissionais liberais com empregos estáveis em hospitais públicos ou atuando junto a cirurgiões na saúde privada. Nossa organização profissional se dava de maneira solitária ou, no máximo, sob a forma de um condomínio de profissionais liberais, os chamados grupos médicos. De uma certa forma, até parecia que nada poderia abalar a lógica dessa estrutura.

Já na virada do século XXI, esse lugar confortável que estávamos começou a passar por uma profunda e acelerada transformação, que temos testemunhado e que vem nos ensinando que, se algo é certo, é que as mudanças são inevitáveis e aquilo que nos trouxe de maneira bem-sucedida até aqui pode, não necessariamente, nos levar a um futuro interessante. De uma hora para outra, começamos a ter que conhecer muitos outros assuntos além daqueles que nos foram ensinados nos livros de medicina e de anestesiologia. Quem não conhece algum colega que já se viu em apuros por não conhecer e respeitar, por exemplo, as regulamentações tributárias? Ou ainda que precisou desenvolver ou encontrar algum tipo de aplicativo como ferramenta auxiliar de sua atividade profissional? O aprendizado sobre as relações com as diferentes operadoras de saúde, novas regulamentações como a Lei Geral de Proteção de Dados (LGPD), as mídias sociais e a democratização do conhecimento médico, que deixou de estar presente apenas na academia, mas trouxe a reboque a necessidade de curadoria sobre o que se assiste e o que se lê. É sobre por que a Gestão Empresarial pode ser um caminho para nos ajudar e nos adaptarmos a essas mudanças que falaremos neste capítulo.

GRUPO MÉDICO *VS.* EMPRESA DE SERVIÇOS MÉDICOS

Um grupo de médicos anestesistas é a reunião de alguns profissionais liberais que dividem trabalho e compartilham um pequeno time de *backoffice*. Geralmente está organizado numa pessoa jurídica, com um CNPJ e uma razão social, podendo ou não ter um nome. Vive ciclos de trinta dias nos quais se apura o dinheiro que entrou no caixa, o que saiu com despesas como o salário de secretárias, tributos, aluguel de uma pequena sede, internet, entre outros. O saldo final normalmente é dividido entre os médicos sócios seguindo alguma regra interna, que com alguma frequência versa sobre os mais velhos ganharem mais e trabalharem menos e os mais novos ganharem menos e trabalharem mais. Na conta-corrente, sobra algum dinheiro para pequenos gastos recorrentes. Vira o mês e começa um novo ciclo. Essa forma de se organizar carrega uma certa simplicidade e, de fato, dispensa modelos mais complexos de gestão. É bastante eficaz em entregar excelência técnica e boa experiência aos pacientes e cirurgiões da medicina privada. Para instituições de saúde como hospitais ou clínicas mais organizadas, a entrega se limita a uma escala de profissionais tecnicamente qualificados baseada no número de salas disponíveis. Raramente vai além disso.

Por que deveria ser além disso? Ocorre que, com as mudanças ocorridas no sistema de saúde, cada vez mais exige-se entregas para além do ato médico-anestésico em si, principalmente quando estamos falando do atendimento de instituições de saúde e não de cirurgiões específicos. Entregas essas que versam sobre a colaboração na gestão do centro cirúrgico, sobre a liderança de equipes multidisciplinares, participação em comitês institucionais, sobre a gestão, treinamentos e desenvolvimento da equipe médica, sobre indicadores de performance e de qualidade e segurança, conformidade a protocolos clínicos e regulamentações, sobre redução de desperdícios e ociosidades, entre outros. É aí que o modelo mais simples do grupo médico encontra sua principal limitação, pois não é capaz de atender a muitas dessas demandas. Essa condição expõe uma fragilidade e o grupo corre riscos de ser substituído. Substituído por problemas técnicos? Dificilmente. Os médicos naturalmente estudam e são capazes de se manterem atualizados e em linha com a complexidade dos procedimentos que se propõem a fazer. A deficiência percebida pela gestão do hospital reside na ausência de protagonismo em pensar soluções para os desafios do centro cirúrgico, na ausência de entregas não técnicas de gestão que possam colaborar na capacidade do hospital de fazer mais com menos sem renunciar à qualidade e à segurança do paciente. Para poder atender a essas novas demandas, há necessidade de se dar um passo adiante no modelo de organização, transformando o grupo médico numa empresa de verdade. Essa transformação permeia todos os conceitos discorridos neste capítulo. Ela não é trivial nem tampouco fácil de ser implementada. Por isso, ela precisa fazer sentido para a liderança e, idealmente, para o grupo todo, o que é, frequentemente, muito raro de acontecer.

Uma empresa de prestação de serviços é um organismo vivo, complexo e que precisa de um modelo de gestão suficiente para que ela se mantenha saudável e perene. Diferentemente de um grupo médico, a empresa não se caracteriza por um condomínio de médicos anestesistas, e seus ciclos duram mais que trinta dias. A empresa busca compreender uma ou mais dores do setor econômico em que ela está inserida – no nosso caso, o sistema de saúde – e gerar soluções inteligentes e conveniências para seus possíveis clientes e partes interessadas. Busca, portanto, gerar valor não apenas para os médicos sócios no contrato social, mas sim para todo um sistema; e fazendo isso de maneira bem-feita será reconhecida, demandada e terá o devido resultado financeiro como consequência.

A empresa bem gerida e estruturada, composta por uma série de profissionais médicos e não médicos, por assim dizer, com formações e experiências distintas e diversidade de pensamentos, será, portanto, capaz de compreender o sistema de saúde, sua complexidade e transformação, e ousar entregar soluções mais amplas e escaláveis que aquelas que o grupo médico entrega. Olhando e atuando por um prisma mais amplo sem nunca deixar de olhar pelos aspectos técnicos elementares, de qualidade e segurança, e de experiência do paciente, a empresa consegue estar mais bem adaptada à nova realidade do sistema de saúde brasileiro. De que soluções estamos falando? Diversas respostas são possíveis e dependerá da realidade local de cada hospital ou instituição de saúde. Pode ser que sejam indicadores básicos de qualidade e segurança, ou o gerenciamento da prática médica com protocolos assistenciais padronizando o cuidado, ou ainda a gestão da escala de maneira mais ativa de modo a não representar gargalos e atrasos no centro cirúrgico e na medicina diagnóstica. Pode ser que seja o controle e o gerenciamento dos treinamentos institucionais pela equipe de anestesistas, ou projetos mais ousados de otimização perioperatória gerando novas oportunidades de negócio do hospital junto às fontes pagadoras. Todas dependem de um desejo legítimo de protagonismo aliado a competências de administração e gestão que, normalmente, os médicos isoladamente não conseguem fazer. Para esse tipo de entrega, além dos médicos técnica e comportamentalmente qualificados, precisamos de um time de profissionais que entendam de educação, de gerenciamento de projetos, de finanças, de gestão por indicadores, de linha de produção, de direito, de tecnologia, de processos, entre outros.

MODELO DE GESTÃO EMPRESARIAL

A gestão empresarial é um sistema de condução de negócios. Como já vimos, a empresa é um mecanismo complexo, com diversas áreas e recursos que precisam funcionar de maneira sincronizada e ótima para que os objetivos sejam atingidos, e valor seja gerado de modo perene e, portanto, sustentável. Nesse sentido, um bom modelo de gestão não se trata de um luxo ou de desperdício de dinheiro, como alguns pensam. É uma ferramenta essencial e que vai contribuir sobremaneira para a condução do negócio aos melhores resultados, abrangendo todas as áreas da organização, e a administração dos recursos humanos, dos materiais e de tudo aquilo que é essencial para o bom funcionamento da companhia e da geração de valor às partes interessadas.

Existem diversos modelos de gestão possíveis, cada um com suas características, vantagens e desvantagens. É certo que não existe receita pronta, e cada empresa demandará um modelo próprio. Isso não significa que não possamos pensar em padrões de modelo de gestão, pois muitos conceitos valem para várias empresas – sejam de serviços médicos ou não. É equivocado o pensamento que muitas vezes ouvimos entre os médicos: "Meu negócio é muito diferente e peculiar e não existe um modelo de gestão capaz de dar conta desse recado". Por mais específicos que acreditemos ser nossos negócios, eles sempre se enquadrarão em algum dos modelos já pensados pelos estudiosos em administração de negócios. Sim, como já foi dito, não se trata de uma receita pronta, mas também não é tão particular que não possa ser gerenciado.

Os modelos de gestão empresarial congregam e abordam todas as áreas do negócio, e faremos aqui um voo rasante sobre os principais componentes comuns e necessários à gestão de uma empresa de serviços médicos. Não esperamos nos aprofundar em cada um dos temas, uma vez que cada conceito aqui exposto merece um capítulo específico. Alguns deles serão abordados neste livro por outros autores, mas sobre todos eles existe vasta literatura que recomendo ao leitor aprofundar e explorar.

SENSO DE PROPÓSITO

Propósito foi um conceito bastante explorado nos últimos anos. Muito se falou sobre o tema, sobre a importância de se ter um propósito em qualquer negócio ou empresa, inclusive com certo exagero. Seria quase um vexame se um empreendedor não fosse capaz de manifestar claramente o propósito de seu negócio. Isso acabou fazendo com que as pessoas passassem a olhar para isso com certa desconfiança, e deixamos de aproveitar o que se tem de útil e produtivo nesse conceito.

Na maioria das vezes começamos um empreendimento sem ter toda a clareza do porquê estamos fazendo o que estamos fazendo. É claro que se essa consciência existisse desde o princípio, melhor seria. Contudo, a habilidade de revelar as crenças que fizeram que um ou mais empreendedores iniciassem uma empresa pode vir com o passar do tempo e, por consequência, algumas declarações de propósito aparecem após alguns anos de vida da empresa.

Tentando traduzir numa linguagem mais prática e útil aos leitores, em uma empresa de serviços médicos em anestesia, assim como em qualquer outra, o importante é que o grupo de pessoas que inicia o empreendimento acredite nas mesmas coisas e compartilhe as mesmas aspirações em relação ao negócio; que acredite na mesma filosofia organizacional ou compartilhe a mesma missão e visão de futuro, os mesmos valores. São formas diferentes de dizer que os fundadores não podem divergir sobre o porquê estão naquela empresa, o porquê de a empresa existir, qual é o seu papel no sistema de saúde, onde ela quer chegar e o que ela não abrirá mão para conseguir isso. Esse senso de propósito comum é o alicerce fundamental sobre o qual a empresa irá edificar suas iniciativas e seus negócios. Uma sociedade de pessoas que não acreditam nas mesmas coisas e não compartilham desses conceitos em relação ao negócio está fadada ao insucesso, pois criará um alicerce frágil que colocará em risco toda a empresa sobre ele edificada, e o tombo mais a frente é muito grande.

Isso não significa ausência de diversidade de pensamento e de ideias. Pelo contrário. Uma vez que todos partilham do senso de propósito comum, quanto mais diversas forem as opiniões e as experiências, quanto mais discordância existir, maior será o quociente de inteligência coletivo e melhores serão as análises dos problemas e dos desafios, e melhores serão as soluções que a empresa produzirá para as dores de seus clientes.

Por último, uma empresa com um senso de propósito comum e bem definido pode se comunicar a partir daí com as partes interessadas. O efeito é a maior capacidade de atrair as pessoas certas para a empresa, pessoas que genuinamente compartilham das mesmas crenças que a empresa. Esse vínculo é mais poderoso que o habitual, e as pessoas estarão lá não apenas pela relação transacional trabalho-recompensa financeira. Elas estarão ali por si mesmas, dispostas a fazer algo além do que a mera obrigação laboral. Se bem utilizada, essa relação se torna uma vantagem competitiva da companhia, que leva a menores taxas de absenteísmo e de *turnover*.

PLANEJAMENTO ESTRATÉGICO

Firmados os acordos filosóficos entre os idealizadores do negócio, o próximo passo é falar sobre estratégia e planejamento. Primeiro, poderíamos falar sobre os diversos conceitos e definições da palavra estratégia. A que mais me agradou até hoje, embora não seja bem uma definição em si, é a de Peter Drucker, grande autor em assuntos de administração e gestão, que disse: "A estratégia permite que uma instituição seja deliberadamente oportunista. Se o que parece uma oportunidade não promove o objetivo estratégico da instituição, não é uma oportunidade, é uma distração".

Particularmente entendo estratégia como saber o que se quer e o que não se quer. Saber onde quer chegar e como fazer para chegar lá, levando em consideração todos os recursos e capacidades disponíveis, e as variáveis do ambiente externo. Percebe-se então que estratégia e planejamento estão intimamente conectados, pois para se definir uma estratégia há que se construir um plano. Um plano que execute sua estratégia e que aumente as chances não somente de alcançar seus objetivos, mas também para que eles sejam alcançados da maneira mais otimizada possível, consumindo os recursos de modo racional, minimizando desperdícios, retrabalhos e gastos não previstos. Em última análise, gerando a maior quantidade de valor para a empresa e suas partes interessadas.

E por que ter estratégia? Por que planejar? Para não se ver na mesma situação de Alice, em Alice no País das Maravilhas, de Lewis Carrol, que – uma vez dentro da toca do coelho e não sabendo para onde queria ir – perguntou ao Gato Cheshire: "Pode me dizer qual é o caminho que eu devo tomar?" "Isso depende muito do lugar para onde você quer ir" – respondeu o Gato. "Eu não sei para onde ir!" – disse Alice. "Se você não sabe para onde ir, qualquer caminho serve" – respondeu o Gato.

Alice não tinha uma estratégia, tampouco um plano. Sem estratégia, sem saber o que se quer e o que não se quer, qualquer plano serve. É certeza que vai dar errado? Não. Porém as chances de não acertar aumentam muito. O contrário também é verdadeiro. Ter uma estratégia e um plano é certeza de acertos e sucesso? Não, mas suas chances aumentam muito. Especialmente no atual momento do mundo e do nosso sistema de saúde. A escassez de recursos, o alto preço dos insumos e tecnologias, as sequelas econômicas e sanitárias da pandemia de covid-19, a entrada de participantes de grande porte, as fusões e aquisições e os grandes conglomerados e a crescente demanda da população por tratamento de suas doenças tornam o sistema de saúde um ambiente inóspito em que não há espaço para aventureiros. Todos esses desafios exigirão das empresas de anestesia muita audácia. Audacioso é aquele que planeja, organiza, estrutura e segue. Aventureiro é aquele que diz: "vamos e veremos no que dá".

COMPONENTES E FERRAMENTAS DO PLANEJAMENTO ESTRATÉGICO

Não é meu objetivo aqui discorrer tecnicamente sobre como executar um planejamento estratégico, nem tampouco me aprofundar nas ferramentas amplamente conhecidas e estudadas. Existem inúmeros materiais e livros de qualidade sobre o assunto. Entretanto, é fundamental entender o básico.

Partamos da premissa, então, de que você já tem uma sociedade alinhada em torno de uma filosofia organizacional comum, e que vocês já definiram aquilo que querem ser e aquilo que não querem ser. O próximo passo é fazer o que se chama de análise ambiental, tradicionalmente dividida em duas: análise ambiental interna e externa.

Análise ambiental interna

Na análise ambiental interna, será feito um grande diagnóstico da situação da empresa naquele momento. Trata-se de um exercício de autocrítica para conhecer qual é o *status* da empresa. Deve-se virar o olhar para dentro, identificando todos os recursos que a empresa possui, e que são interessantes ou colaboram para a execução do plano que levará aos objetivos desejados. Olha-se também a carência de recursos ou quais são as áreas faltantes ou deficitárias em potencial e performance, fazendo um grande mapa do *status* da empresa, que irá ajudar a determinar, em última análise, o quão preparada a empresa está para executar e fazer aquilo que se propôs a fazer. É comum encontrar diferentes estágios de maturidade e de prontidão a diferentes desafios. Isso pode e deve ser mapeado nessa fase do processo de análise, e o registro dessas informações irá ajudar aos gestores a fazer algo muito importante numa boa gestão: saber priorizar.

É nessa fase que se começa a elaborar a famosa Matriz SWOT – do inglês *Strenghts, Weeknesses, Opportunities e Threats*. Ela consegue resumir, num relatório de uma página, um retrato das condições da empresa em relação aos seus atributos e recursos, e como isso pode se apresentar em termos de ser uma força, uma fraqueza, e é amplamente utilizada no mundo empresarial como um todo. Ela será finalizada na fase seguinte em que se analisa o ambiente externo e quais questões relevantes podem constituir oportunidades ou ameaças ao negócio. Recomendo aprofundar os estudos sobre essa ferramenta e utilizá-la na prática em sua empresa, sendo possível até mesmo para uso pessoal.

Análise ambiental externa

A seguir vem a análise ambiental externa. Pelo próprio tamanho muito maior do ambiente externo que o da própria empresa, essa etapa é mais densa, trabalhosa e geralmente requer ajuda de profissionais específicos para um trabalho de qualidade. Devemos lembrar que negligenciar a seriedade dessas etapas pode levar a diagnósticos equivocados que custarão caro mais adiante. Assim como na medicina, o diagnóstico equivocado leva ao tratamento equivocado na área da gestão empresarial.

Nessa etapa ocorre o mapeamento de macrotendências do mercado, de questões políticas, jurídicas e regulatórias pertinentes ao negócio e que podem impactar o rumo dos negócios. Por exemplo, podemos ter tendências de envelhecimento da população, de redistribuição geográfica, de aumento de custos da cadeia produtiva, do aumento da regulação sobre um determinado mercado e assim por diante. Vale lembrar que nosso país é bastante conhecido pela sua instabilidade e insegurança jurídica, que afetam a capacidade de empreendimento, bem como punem o empreendedor. Estar atento a essas questões é fundamental. Em nossa realidade, especial atenção deve ser dada à tecnologia. Recentemente assistimos a uma avalanche de novos entrantes no setor da saúde. Aplicativos de diagnósticos, operadoras de saúde digitais, clubes de benefícios em saúde, plataformas de gestão de plantões, até mesmo plataformas de "uberização" de serviços médicos em anestesia podem ser encontrados. É importante estar atento e pensar como esses novos entrantes podem impactar seu negócio positiva ou negativamente. É fundamental manter o foco no pensamento prático. Não é sobre lamentar a existência dos possíveis obstáculos, mas sim sobre como agir diante deles.

É na análise ambiental externa que se mapeia o tamanho do mercado. No caso de uma empresa de anestesia, poderíamos falar do total de cirurgias e exames sob anestesia realizados no Brasil na saúde pública e suplementar. Essa etapa frequentemente requer pessoas especializadas em encontrar, tabular e tratar os dados disponíveis de modo não tão amigável em diversas fontes como o DataSus, e algumas bases de dados como da Agência Nacional de Saúde, da Agência Nacional de Saúde Suplementar, do Conselho Federal de Medicina, da Associação Nacional de Hospitais Privados, entre outros. Recomendo fortemente que busquem por ajuda especializada nessa etapa é muito trabalhosa, sendo essencial ter alto grau de assertividade para fins de auxiliar numa boa tomada de decisão que se seguirá no futuro. No mapeamento do tamanho do mercado ficará evidente, por exemplo, em quais regiões geográficas estão distribuídos os consumidores do sistema de saúde; isso ajudará a guiar a decisão, por exemplo, de focar esforços numa cidade ou região ou expandir a área geográfica de atuação.

Ainda dentro da análise ambiental externa é que se olha e se analisa a concorrência. Aqui as informações nem sempre estarão disponíveis, mas a discussão rica pode, inclusive, mostrar que nem todos os seus concorrentes eram conhecidos. Ou que alguma empresa que havia sido identificada como concorrente na verdade não é, pois atua em segmentos de mercado diferentes. Ou ainda que determinados concorrentes possuem forças diferentes ou mais importantes que as de sua empresa, o mesmo valendo para as fraquezas.

Nesse momento também é possível perceber se sua proposta de valor em relação ao mercado é a mesma que a de seus concorrentes, se difere de alguma forma; e, no cenário ideal, ela não somente seria diferente, mas deveria ter algo de maior geração de valor e difícil de ser copiado ou imitado pelos seus concorrentes, constituindo uma vantagem competitiva do seu negócio em relação aos demais, pelo qual os clientes estariam dispostos inclusive a pagar mais.

Por fim, pode-se perceber que alguns concorrentes são muito complementares à sua empresa. Que existem crenças comuns e sinergias que poderiam ser exploradas em iniciativas de aproximação como parcerias estratégicas e até mesmo processos de fusão e aquisição. Em um ambiente extremamente complexo e com muitas incertezas, desenvolver parcerias estratégicas para a entrega do valor desejado pelos clientes pode ser uma solução mais ágil e inteligente do que começar do zero e desenvolver todas as capacidades necessárias. Saber trabalhar em colaboração é uma habilidade essencial no atual contexto do sistema de saúde brasileiro.

Para auxílio, uma ferramenta interessante a ser considerada na análise ambiental externa é a Matriz PEST. Trata-se de uma matriz de quatro quadrantes que resume as macrotendências políticas, econômicas, sociais e tecnológicas. Fatores como a redução ou aumento do nível de emprego são um ótimo exemplo de como algo externo pode impactar a empresa. Sabemos que uma fatia muito relevante dos usuários dos planos de saúde obtém acesso por apólices ligadas à empresa empregadora. Se há aumento do desemprego, é provável que haja diminuição do número de usuários na saúde suplementar e vice-versa. Outros exemplos que apareceriam numa matriz PEST poderiam ser a Lei Geral de Proteção de Dados, o envelhecimento da população e o número aumentado de cirurgias relacionadas à terceira idade, a digitalização de processos e protocolos relacionados à jornada do paciente cirúrgico, entre outros.

POSICIONAMENTO ESTRATÉGICO

Esse é outro conceito com ampla literatura especializada disponível, em que se pode encontrar algumas diferentes definições. Para fins do que esse livro se propõe, acredito que basta dizer que todo o percurso percorrido até aqui, iniciando pelos diálogos que levaram ao alinhamento filosófico, passando pelas decisões estratégicas do porquê a empresa existir e para onde ela quer ir, bem como análises e estudos dos ambientes externo e interno, permite aos empreendedores definirem um posicionamento com qual a empresa irá se comportar, saber diferenciar o que de fato é uma oportunidade, sobre a qual vale a pena investir tempo, recursos e energia, e não uma distração, como ela quer ser reconhecida e lembrada pelas partes interessadas com as quais ela se relaciona. Por exemplo, se uma empresa de anestesia define, por quaisquer razões que sejam, que sua estratégia será na saúde suplementar, um convite a participar de uma licitação para um serviço num hospital público sequer deveria ser considerado. Ou então se existe a decisão sobre focar os esforços na região metropolitana de São Paulo, um convite para um serviço no interior do estado não deveria consumir tempo, recursos ou esforços da empresa. Devemos lembrar que tão importante quanto saber o que queremos ser enquanto corporação é saber aquilo que não queremos ser, e renunciar a tentações que nos desviem do plano traçado.

O posicionamento estratégico da empresa também define como ela quer ser percebida pelo mercado em que se insere. Normalmente diz-se que uma empresa pode ter um posicionamento de liderança em relação a custo, em que foca esforços em oferecer os mesmos serviços que os concorrentes, mas mais baratos; ou posicionamento por diferenciação, em que foca numa entrega diferenciada e não necessariamente mais barata que a de seus concorrentes; e, por último, se ela será uma empresa de nicho, que atende um público muito específico de tamanho normalmente restrito e com capacidade de pagamento acima da média.

ESTRUTURA ORGANIZACIONAL

A estrutura organizacional nada mais é que um diagrama com todas as posições necessárias para que o plano da empresa seja executado e os objetivos atingidos. Ou seja, um desenho esquemático com todas as áreas que devem existir na empresa para que ela consiga de fato entregar o que está prometendo ao mercado. E dentro de cada área, quais posições-chave devem existir e que posteriormente serão preenchidas por pessoas seletamente escolhidas para aquela função.

Até o presente momento, a implementação do modelo de gestão empresarial estava em suas fases mais conceituais e estratégicas. A partir daqui é que as coisas ficam mais tangíveis, práticas e se começa a aterrizar o plano. É importante lembrar que, na construção de um organograma, devemos falar de posições e de suas obrigações e responsabilidades, e não pessoas. Não devemos construir um organograma de estrutura organizacional com viés de quem já imagina a pessoa que ocupará determinada posição. Primeiro pensa-se sobre a posição, suas obrigações e responsabilidades, e sobre as competências e capacidades que os candidatos àquela vaga devem ter. Em seguida, faz-se um processo seletivo para encontrar, inclusive no ambiente interno, a melhor pessoa a ocupar aquela posição. Em uma sociedade de pessoas, lidar com o gerenciamento de egos e vaidades é algo bastante comum, mas aquilo que deve estar a frente de tudo e guiar as decisões deve ser aquilo que seja melhor para a empresa, e não para atender a determinados interesses pessoais ou de uma agenda paralela.

Em uma empresa de prestação de serviços médicos, comumente são necessárias áreas que cuidem dos processos-chave de negócio. Agendamento, escala e alocação médica, a execução do cuidado em si, e finalmente áreas de faturamento, cobrança e gestão financeira, constituem um mínimo necessário para a engrenagem girar. O tamanho das áreas, bem como o nível e a senioridade dos profissionais, dependerá do tamanho e da complexidade do desafio da empresa. Aqui vale ressaltar que, diferentemente daquilo que ocorre num grupo médico, não estamos falando de secretárias. Sem nenhum demérito, as secretárias são profissionais extremamente relevantes e especializadas em suas funções, mas para a execução de processos de negócio como os listados, estamos falando de assistentes, analistas, especialistas, supervisores, coordenadores, gerentes e diretores com formação geralmente ligada às áreas da administração e processos de produção.

Em um segundo nível de profundidade tão relevante quanto numa empresa de serviços médicos, aparecem áreas como gestão de pessoas e de relacionamento médico, de qualidade e segurança, e educação e ensino, e práticas médicas. Especialmente focada na gestão e gerenciamento das condutas assistenciais, a área de práticas médicas é a única, senão uma das únicas, cuja liderança deve ser ocupada por um médico anestesiologista, preferencialmente um profissional de notório saber, com carreira acadêmica, e reconhecido pelos colegas como uma referência na especialidade. Será responsabilidade dessa área a diminuição da variabilidade de condutas médicas, propondo protocolos e guias baseados nas melhores práticas com evidência, orientar a equipe médica no dia a dia assistência, bem como trabalhar em parceria com as áreas de educação e ensino a fim de propor projetos de desenvolvimento profissional da equipe como pós-graduações e especializações, bem como com a área de relacionamento médico para acompanhar e trabalhar o engajamento da equipe médica nas proposições de rotinas gerenciadas e treinamentos da empresa.

Além dessas áreas essenciais, serão necessárias áreas de apoio, que muitas vezes podem ser externas e terceirizadas, como contabilidade, jurídico, comunicação e marketing, sistemas de informação e tecnologia, entre outros.

O resultado desse trabalho deveria ser um organograma institucional com as áreas e posições-chave acompanhadas de seu descritivo de cargo com papéis e responsabilidades claros e as competências necessárias para cada posição, a fim de que a empresa conseguisse executar seu plano de modo ideal.

Outro aspecto importante é o mapeamento e a gestão dos processos de negócio e assistenciais. Pode existir uma área específica responsável por essa atividade, ou então manter essa responsabilidade dentro de cada área. A gestão por processos é um assunto denso, amplo e merecedor de muito mais aprofundamento. Entretanto, vale mencionar que numa empresa de prestação de serviços, diferentemente de um grupo médico, as atividades não devem ocorrer de maneira aleatória, sem um nível mínimo de gerenciamento a fim de evitar variabilidades e desperdícios, bem como manter na empresa e não nas cabeças das pessoas o conhecimento sobre as rotinas executadas no dia a dia, fundamentais para o bom funcionamento do negócio. Assim, por exemplo, existe um processo mapeado, desenhado e gerenciado para agendamento de cirurgias, emissão das notas fiscais, pagamentos e assim por diante. Essa padronização traz resultados positivos e saudáveis para a empresa como um todo. Isso também vale para os processos assistenciais. Tanto pelo gerenciamento da prática médica com protocolos e guias de conduta, mas também sobre definições a respeito da rotina de avaliação pré-anestésica ambulatorial, visitas pós-operatórias etc. Existe, portanto, uma padronização do processo de atendimento dos pacientes, garantido pela gestão de processos e pela área de práticas médicas, e não cada paciente sendo atendido de uma forma diferente por cada médico de maneira livre e não gerenciada. Os ganhos desse tipo de gerenciamento serão percebidos inclusive na área de qualidade e segurança, que deve trabalhar sempre em parceria com setores correspondentes do cliente e que encontrará maior facilidade de adesão da equipe à cultura de segurança, maior facilidade de analisar os eventos adversos notificados e de encontrar as devidas oportunidades de melhorias nas rotinas padronizadas quando em comparação a um modelo não gerenciado. Os ganhos ocorrem tanto na qualidade e segurança aos pacientes como no ataque a desperdícios e aumento da previsibilidade dos custos dos atendimentos. A mudança aqui é cultural e normalmente representa um dos principais desafios da implementação de um modelo de gestão. Os profissionais da saúde, especialmente os médicos, não foram formados e não estão acostumados a esse tipo de modelo. Ao contrário, fomos formados para sermos autossuficientes, trabalhar individual e solitariamente como os *cowboys* dos filmes de velho oeste norte-americano. Saber respeitar os diferentes momentos de cada um, bem como ter uma estratégia específica e muito cautelosa, é muito importante para que o processo seja bem-sucedido e a mudança cultural da equipe aconteça.

PLANOS TÁTICOS

Se um bom trabalho foi feito até aqui, a empresa já tem um ativo de muito valor. A consciência sobre suas crenças, a definição macroestratégica e um organograma institucional com as posições-chave e seus respectivos papéis e responsabilidades. Com isso em mãos, é possível afirmar que num processo seletivo – e não abordaremos aqui o tema de recrutamento e seleção – a empresa será capaz de atrair pessoas talentosas, conectadas com o senso de propósito, compreendedores da estratégia e capazes de executar as ações que tornarão o sonho realidade.

Isso feito, torna-se possível fazer o que disse Steve Jobs: "Não faz sentido contratar pessoas inteligentes e dizer a elas o que fazer. Nós contratamos pessoas inteligentes para que elas nos digam o que fazer". Mais do que pessoas inteligentes, pessoas engajadas e inteligentes serão capazes de, com a devida autonomia, ser propositivas. Usarão sua capacidade técnica específica, suas experiências e todo um conhecimento para trazer à mesa iniciativas que gerarão frutos e resultados para a empresa. Uma das formas de fazer é a construção de planos táticos de cada área.

De responsabilidade do líder de área, eles refletirão as iniciativas táticas e operacionais que deverão ocorrer ao longo de um período, um ano, por exemplo. Representam a ferramenta que garantirá a conexão da estratégia central da empresa com a ponta da operação; e somando-se todos esses planos, como resultado, ocorrerá a entrega do plano estratégico como um todo. Para que esse modelo funcione, a liderança da empresa precisará acreditar no método e no processo, confiar no time construído e trabalhar numa dinâmica de orientação e colaboração, e não nas tradicionais dinâmicas de comando e controle. Pessoas certas, nas posições certas, com a devida autonomia, engajadas no propósito da empresa e conhecedoras dos objetivos de longo prazo, constituem a forma mais vencedora de transformar um sonho em realidade.

Enquanto o planejamento estratégico versa sobre toda a companhia, os planos táticos falam das ações de cada área. São planos mais imediatos, com as ações propriamente ditas, e entregam resultados de horizontes mais curtos. Os planos táticos também devem conter as metas que deverão ser perseguidas. Elas precisam estar em linha com a estratégia, com cada área específica da empresa, e fazer sentido dos pontos de vista quantitativo e qualitativo. Um plano sem metas tende a se perder e não funcionar. As metas ajudam a calibrar os esforços ao longo do tempo e constituem uma parte essencial de um plano de gestão bem construído.

Uma metodologia interessante, capaz de ser utilizada na confecção dos planos táticos, é a metodologia A3. Derivada dos modelos de gestão da Toyota, a metodologia A3 se conecta ao pensamento *Lean,* constituindo uma ferramenta de análise de problemas e de identificação de soluções possíveis; tudo sendo colocado numa folha de formato A3, daí seu nome. Construir os planos táticos dentro da metodologia A3 pode ser uma ótima escolha.

Vamos descrever um exemplo prático para auxiliar na compreensão. Imaginemos que numa empresa de anestesia exista a crença entre os fundadores de que os clientes merecem e reconhecem a entrega de uma boa experiência, e que isso aumenta sua fidelização. Poderíamos dizer que a experiência dos clientes está na filosofia dos fundadores e na estratégia de retenção de clientes e, consequentemente, de sustentabilidade da empresa. Ainda existe a percepção, ainda que não mensurada, de que a entrega nesse aspecto esteja abaixo do desejado pelos clientes. A área de operações, suportada pela área de relacionamento ou comercial, colocaria em seus planos táticos na ferramenta A3 o desenvolvimento de iniciativas e de ações que buscassem medir o *status* atual, além de planos para melhorar a entrega de boa experiência dos clientes, com base naquilo que os clientes definem como sendo uma boa experiência. Uma meta poderia ser um NPS (*Net Promoter Score*), um indicador de satisfação de clientes amplamente conhecido, acima de 60, por exemplo. Ciclos de medições, implementações de melhorias e acompanhamento constituem na prática a implementação do conceito de melhoria contínua nos processos de negócio na empresa de anestesia. Nesse momento aparece um dos últimos conceitos importantes, o conceito de indicador.

INDICADORES

Como saber se está acontecendo como planejamos e se está funcionando? Para isso é fundamental termos alguns indicadores.

Indicadores são medidas quantificáveis que utilizamos para avaliar o desempenho ou performance de determinado plano ou iniciativa. Dentro do método de implementação de gestão apresentado neste capítulo, os indicadores serão a forma que os gestores terão para saber se o que foi planejado está sendo alcançado. Eles podem ser indicadores estratégicos, táticos ou operacionais, devem ser mensuráveis e seu resultado deve ajudar o gestor a tomar boas decisões.

Embora pareçam tratar exclusivamente de uma ferramenta de gestão, eles fazem parte do nosso dia a dia. Se você está fazendo uma viagem de carro, o seu plano é chegar em segurança no destino, dentro de um determinado tempo. Velocidade instantânea, consumo de combustível, quilômetros rodados, entre outros, são indicadores que o motorista utiliza a fim de verificar se a viagem está ocorrendo conforme o planejado.

Um bom modelo de gestão não precisa ter um número grande de indicadores. Ao contrário, eles devem ser bem escolhidos de modo que um número pequeno de indicadores consiga refletir aquilo que mais importa, como o NPS (*Net Promoter Score*), um excelente indicador de satisfação dos clientes. No caso de serviços médicos, indicador de eventos adversos graves e catastróficos é fundamental. Indicadores financeiros como margem operacional ou margem líquida. Indicadores de desenvolvimento pessoal como horas de treinamentos e de educação continuada. São alguns exemplos de indicadores que podem compor um bom painel, enxuto e assertivo, capaz de ajudar os gestores a tomar boas decisões e fazer ajustes necessários nas iniciativas, conforme os resultados começam a ocorrer, em linha ou não com seu plano.

Objetivos estratégicos, iniciativas tático-operacionais, metas e indicadores definidos. Um bom momento para falarmos de uma ferramenta chamada *Balanced Scorecard* (ou BSC). Desenvolvida por dois renomados professores de Harvard, particularmente me agrada por nos permitir trabalhar com todos esses conceitos dentro de um modelo único, divididos em quatro perspectivas fundamentais para o sucesso de uma empresa. Os pilares capacidade organizacional, processos, clientes e financeiro, que se trabalhados de maneira balanceada, gerarão bons resultados de curto e longo prazos para a companhia. A visualização dos pilares e suas respectivas integrações num grande mapa estratégico ajudam na compreensão visual da relação de causa e efeito que existe entre as iniciativas de todas as áreas, influenciando as perspectivas e os resultados. Isso ajuda a empresa a trabalhar de maneira interdependente e colaborativa e não em silos, o que seria muito ruim e prejudicial aos resultados. Recomendo fortemente uma leitura mais aprofundada a respeito do tema, e aqueles que tiverem afinidade pelo método poderão adotá-lo como metodologia principal de gestão estratégica e empresarial de seu negócio.

PLANO FINANCEIRO E ORÇAMENTO EMPRESARIAL

Tudo parecendo romântico em demasia? Se sim, acreditem que de romantismo isso não tem nada. Embora vivenciar esse processo e ver a geração de valor ocorrer seja algo muito entusiasmante e motivador, essa jornada empreendedora de transformação não é fácil. Ela carrega consigo diversas dores, mexe com pessoas em zonas de conforto, traz mudanças, testa e desafia aqueles que lideram o processo e, como quase tudo nesse mundo, custa dinheiro. Assim, é fundamental que esse trabalho esteja acoplado a um plano financeiro e a um orçamento empresarial.

O primeiro conceito fundamental que diferencia um grupo médico de uma empresa de serviços estruturada é o de lucro. Para facilitar o entendimento, vamos ver um modelo simplificado de demonstração de resultados de uma empresa na Figura 1.

Em um grupo médico, a lógica normalmente vigente é: fatura-se, recebe-se um percentual desse faturamento cuja visibilidade é parcial, pois não há grande controle de inadimplências. Paga-se as contas como secretárias e aluguéis, que são despesas, e o que sobra é o lucro, que é dividido entre os médicos sócios num modelo que normalmente privilegia os mais antigos em detrimento dos mais novos. Ao final do mês, nada resta na conta corrente da empresa. Nesse modelo podemos dizer que temos os sócios ricos e a empresa pobre, pois a linha final é igual ou perto de zero, e a empresa não tem valor. Acontece algo parecido também em algumas empresas estruturadas que privilegiam a distribuição de dividendos ao reinvestimento na companhia. Em um grupo médico "inexiste" uma fatia importante dos gastos, que seria o custo médico, gerando uma superestimação do lucro. Para fins de análise gerencial, deveríamos considerar que os médicos, ainda que sócios, custam um montante de dinheiro para a empresa, como se fossem colaboradores; e esse custo médico deveria ser subtraído da receita, gerando um lucro bastante menor que aquele apurado anteriormente. Quando o grupo mé-

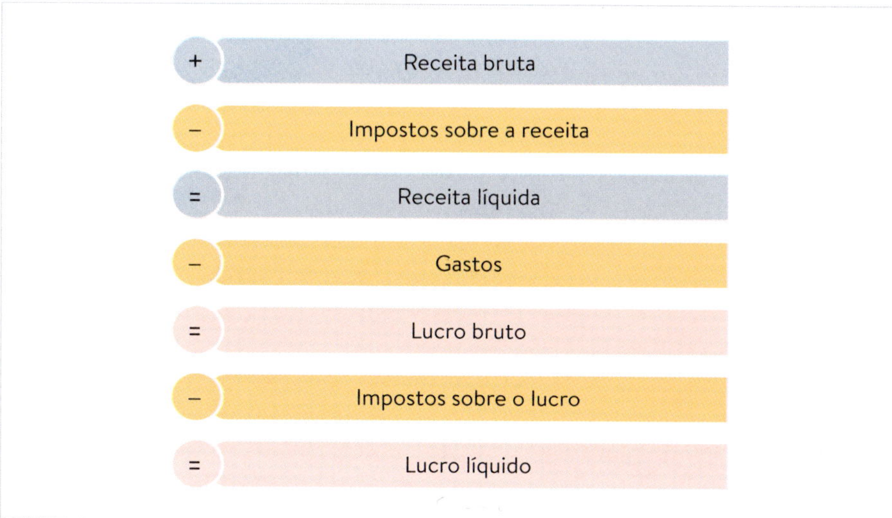
+ Receita bruta
– Impostos sobre a receita
= Receita líquida
– Gastos
= Lucro bruto
– Impostos sobre o lucro
= Lucro líquido

FIGURA 1 Receita Bruta: soma de todos os serviços vendidos. Gastos: Despesas e Custo.

dico zera o caixa no final do mês, seria o equivalente a dizer que o custo médico foi tão grande quanto todo o recurso financeiro que a empresa possui, gerando lucro zero. Uma empresa que não dá lucro não tem valor de mercado, não tem recursos para serem reinvestidos em projetos de prosperidade e perenidade e, portanto, não é percebida como algo interessante ao mercado e à sociedade em geral. Especialmente atualmente, quando as pautas sociais, ambientais e de responsabilidade têm sido muito valorizadas, enquanto empresas meramente interessadas em geração de riqueza ou lucro para seus donos têm sido vistas cada vez mais como algo a ser criticado.

Em uma empresa, os sócios são aqueles que têm o desejo empreendedor detalhado no começo do capítulo. Podem ou não serem médicos e atuarem na assistência, inclusive. Porém a maior parte da força assistencial se compõe de médicos parceiros, normalmente contratados e que constituem a parte mais relevante dos gastos da empresa. Ter receita saudável, boa gestão dos gastos garantindo a saúde financeira e atendendo às demandas de mercado, incluindo a boa remuneração médica, e gerar resultado positivo e não negativo é a sabedoria da gestão empresarial bem executada, e que retorna aos sócios da empresa como forma de riqueza patrimonial – um prêmio merecido pelo risco tomado ao decidir empreender.

Compreendido esse conceito, percebe-se que os recursos são finitos e que toda a estruturação de gestão, incluindo todos os recursos necessários para a implementação da tese, constitui despesas a serem consideradas uma a uma num Plano Orçamentário e Financeiro, normalmente anual. As finanças da empresa precisam ser tratadas de modo extremamente responsável e diligente, e não é admissível inexistir controle e previsibilidade sobre as entradas e as saídas, num modelo "segue o dia a dia e depois vemos no que vai dar".

A proposição do orçamento de cada área da empresa, ou seja, quanto cada iniciativa e cada recurso que compõe o plano tático é do líder de área, que deverá ter muita responsabilidade em sua execução. O controle do orçamento das finanças da companhia é de responsabilidade da área financeira, normalmente liderada por um gerente sênior ou um diretor financeiro. A eles caberá o acompanhamento fino e próximo do planejado versus o realizado, verificando oportunidades de otimização da receita, do controle e diminuição de inadimplências, da diminuição responsável dos gastos, e contribuindo para a geração de lucro para a empresa. Esse lucro, se bem utilizado, num equilíbrio entre reinvestimentos na companhia e distribuição aos sócios, constituirá o combustível da perpetuidade do negócio, além da continuidade da geração de valor e prosperidade.

CONSIDERAÇÕES FINAIS

Implementar um modelo de gestão empresarial é uma decisão bastante séria e que precisa ser muito bem pensada. Sua realidade e seu contexto devem ser considerados para poder saber se para você e seu time faz sentido a implementação de um modelo profissionalizado, ou se alternativas podem ser melhores opções. Manter um modelo mais amador de gestão como de um grupo médico, ou até mesmo cogitar ser incorporado a uma empresa que já tenha uma estrutura profissional são exemplos de caminhos possíveis. Caso sua decisão seja pelo processo de transformação de grupo médico em empresa, tenha em mente que esse processo não é fácil: exigirá muita resiliência da liderança, testará limites e precisa ser conduzido de forma organizada e planejada, preferencialmente por meio de alguma metodologia, com ferramentas consagradas e bastante baseada em dados.

Por outro lado, vivenciar esse processo é algo bastante único e muito realizador. Participar da expansão de toda uma roda de prosperidade que se abre quando a empresa deixa de gerar resultado apenas aos médicos sócios do grupo e passa a entregar valor a uma série de partes interessadas, quando os horizontes se expandem e quando pessoas diferentes se aproximam de você porque compartilham dos mesmos princípios, valores e filosofia e lhe ajudam a construir uma empresa capaz de exponencializar seu impacto positivo na sociedade como um todo é motivo mais do que suficiente para viver esse processo.

REFERÊNCIAS

1. Lobato DM. Gestão estratégica. Série gestão empresarial. São Paulo: FGV; 2012.
2. Milgrom PR. Economics, organizations, and management. New York: Prentice-Hall;1992.
3. Londres A. A culpa é do dono: os custos de planos de saúde empresariais. Rio de Janeiro: Autografia; 2020.
4. Lazzarini L. LGPD em análise. Leme: Imperium. 2023.
5. Sinek, Simon. Start with why: how great leaders inspire everyone to take action. New York: Penguin; 2011.
6. Anderson M. The MBA oath: setting a high standard for business leaders. New York: Penguin; 2010.
7. Abreu Filho JCF. Finanças corporativas. Série gestão empresarial. São Paulo: FGV; 2012
8. Marshall Jr I. Gestão da qualidade e processos. Série gestão empresarial. São Paulo: FGV; 2012.
9. Yoshikuni A. Aula e material de apoio de gestão estratégica. Ministrada no MBA gestão empresarial FGV. São Paulo; 2016.
10. Cunha NCV. As práticas gerenciais e suas contribuições para a capacidade de inovação em empresas inovadoras. Tese (Doutorado). Universidade de São Paulo. São Paulo; 2005.
11. Shook J. Managing to learn: using the A3 management process to solve problems, gain agreement, mentor, and lead. The Lean Enterprise Institute; 2008.
12. Reichheld FF. The one number you need to grow. Harvard Business Rev. 2003.

5

Gestão financeira: noções de planejamento financeiro de uma empresa de anestesia e noções básicas de contabilidade

André Peres e Serra
Vinicius Gonçalves Vieira

DESTAQUE DO TEMA

1. Principais tipos societários.
2. Portes das empresas.
3. Principais regimes tributários.
4. Principais tributos.
5. Planejamento tributário.
6. Principais demonstrativos contábeis.

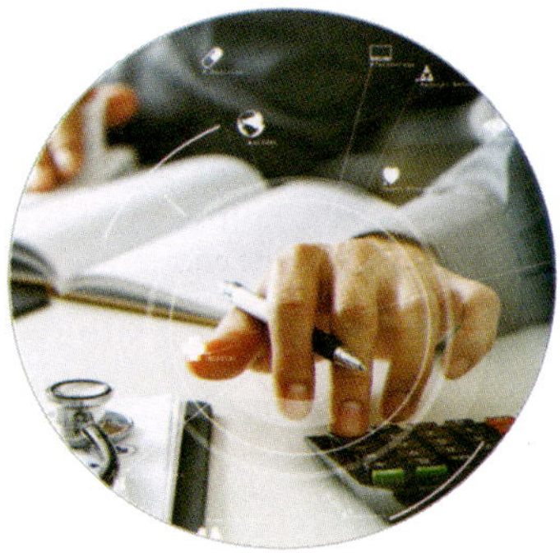

TIPOS SOCIETÁRIOS

Atualmente, a maioria dos médicos são contratados para prestar serviço como pessoa jurídica (PJ). Após a reforma trabalhista de 2017, que permitiu a terceirização do quadro de trabalhadores, inclusive para a atividade fim da empresa, o risco de contratação PJ pelas clínicas e hospitais diminuiu muito.

Para o médico, a vantagem é a menor tributação sobre a renda, pois a distribuição de dividendos em sua empresa não é tributada, enquanto no contrato pela CLT até 27,5% pode ser retido para fins de imposto de renda. Para as empresas contratantes, a vantagem é a desoneração da folha de pagamento, diminuindo gastos com férias, décimo terceiro, aviso prévio e FGTS, por exemplo.

Nesse cenário, é necessário que os médicos entendam e conheçam os principais tipos societários e regimes de tributação para que possam optar pela abertura de empresa adequada ao serviço que irá prestar.

Caso a empresa seja individual, existe a opção de abertura de uma empresa individual de responsabilidade limitada (EIRELI) ou, desde 2019, existe a opção de abertura de uma sociedade limitada unipessoal (SLU). Alerta: a principal diferença entre esses tipos societários é a necessidade de aporte de 100 salários-mínimos no caso da EIRELI. Todas as demais questões são equivalentes para os dois tipos de sociedade e, daqui em diante, as nomenclaturas serão usadas de maneira intercambiável.

Caso a opção seja abrir a empresa com mais de um médico, pode-se optar por uma sociedade limitada ou anônima.

A seguir pode-se observar um comparativo entre os principais tipos de sociedade disponíveis para a abertura de uma empresa no Brasil.

TABELA 1 Comparativo entre os principais tipos societários

Empresa	EIRELI	Sociedade limitada	Sociedade anônima	Microempresa individual
Natureza Jurídica	Empresa Individual	Empresa de capital fechado	Empresa de capital fechado ou aberto	Empresa Individual
Sócio(s)	1 pessoa	2 ou mais pessoas	2 ou mais pessoas	1 pessoa
Responsabilidade	Limitada	Limitada	Limitada	Ilimitada
Capital Social	Mínimo de 100 salários mínimos	Mínimo de 100 UFIR	Mínimo de 100 UFIR	Não exigido
Participação dos Sócios	Não é possível emitir ações	Não é possível emitir ações	Possível emitir ações	Não é possível emitir ações
Regime Tributário	Lucro Real, Presumido ou Simples Nacional	Lucro Real, Presumido ou Simples Nacional	Lucro Real ou Presumido	Simples Nacional
Demonstrativos Contábeis	Balanço Patrimonial, DRE	Balanço Patrimonial, DRE	Balanço Patrimonial, DRE e DRE consolidado	Balanço Patrimonial, DRE

Comentários:

- EIRELI (empresa individual de responsabilidade limitada) – formada por somente um único sócio, com capital social mínimo de 100 salários-mínimos, sendo que o empresário responde pelas obrigações da empresa até no máximo esse valor, não sendo possível cobrar seus bens pessoais.

- Sociedade limitada (LTDA) – formada por pelo menos dois sócios e com responsabilidade limitada ao seu capital social. São necessários a constituição de um contrato social e de pelo menos uma assembleia anual. É mais simples do ponto de vista jurídico e contábil que uma sociedade anônima, porém mais complexa que as EIRELI. Nesse tipo de sociedade os lucros são divididos de acordo com o que está escrito no contrato social, ou seja, podem ser divididos de modo desproporcional às cotas de cada sócio.
- Sociedade anônima (SA) – formada por pelo menos dois sócios e com responsabilidade limitada do acionista ao valor total de suas ações. Sua principal característica é a divisão por ações, sendo que essas podem ser transmitidas a qualquer pessoa, pois trata-se de uma empresa de capital. Esse tipo de sociedade deve respeitar a lei das SA, o que adiciona complexidade jurídica e contábil, como a necessidade de realizar assembleia de acionistas para aprovação de contas e eleição do Conselho de Administração. As SA são uma opção para empresas que buscam uma estruturação mais complexa e que desejam levantar recursos em larga escala por meio de sócios investidores, não sendo o foco deste capítulo.
- Microempresa individual (MEI) – formada por um único sócio. Esse tipo societário foi criado para formalizar profissões não atendidas por legislações específicas. Ocupações que exigem alto potencial intelectual, que dependem de regularização legal e formação não constam na lista de atividades liberadas para serem MEI, como é o caso da medicina, não sendo, portanto, tópico para este capítulo.

ATENÇÃO

Após esse breve resumo, fica claro que, para médicos individualmente ou para agrupamentos médicos, as opções mais viáveis são EIRELI/SLU ou sociedade limitada, que serão o foco da discussão daqui em diante.

TABELA 2 Classificação do porte societário de acordo com o faturamento anual

Portes societários			
Após a escolha do tipo societário, deve-se definir o porte da empresa, que varia de acordo com o faturamento.			
	Microempresa individual	Microempresa	Empresa de pequeno porte
Faturamento	Até R$ 81.000	De R$ 81.000 a R$ 360.000	De R$ 360.000 a R$ 4,8 milhões

A importância de definir o porte da empresa se dá porque até R$ 4,8 milhões de faturamento anual a empresa pode optar pelo regime de tributação do Simples.

Existe um projeto de lei em tramitação que visa ampliar os valores, que não são atualizados desde 2006, segundo a Tabela 3.

TABELA 3 Novos valores para classificação do porte societário segundo lei em tramitação

	Microempresa individual	Microempresa	Empresa de pequeno porte
Faturamento	Até R$ 144.913,41	De R$ 144.913,42 a R$ 869.480,43	De R$ 869.480,44 a R$ 8.694.804,31

O projeto de lei propõe a correção dos valores atuais pela inflação (IPCA) acumulada de dezembro de 2006 até março de 2022. Deveria entrar em vigor para o ano de 2023 e seria atualizado anualmente pela inflação.

ATENÇÃO

Essa mudança seria significativa e é um assunto que deve ser acompanhado para o planejamento tributário de 2024.

REGIMES TRIBUTÁRIOS

O regime de tributação é um sistema que estabelece a cobrança de cada empresa, e depende principalmente do valor de faturamento e do tipo de atividade exercida.

Existem três regimes tributários principais no país: Simples Nacional, Lucro Presumido e Lucro Real.

Simples Nacional

Esse regime é destinado a micro e pequenas empresas e consiste em um conjunto de tributos cobrados em uma única guia. É o regime tributário mais simples e desburocratizado, e a alíquota é fixa. Para empresas médicas, a alíquota pode variar de 6% a 33%, a depender do faturamento e do anexo a ser utilizado (III ou V). O anexo III do Simples Nacional é o que contém as alíquotas mais vantajosas, mas somente pode ser utilizado por empresas que possuem gastos de folha de pagamento total (considerando salários, pró-labore de sócios, FGTS e contribuição previdenciária) superiores a 28% do faturamento bruto da empresa. É importante ressaltar que para faturamentos acumulados nos últimos doze meses acima de R$ 3,6 milhões, há a necessidade de recolhimento do ICMS e do ISS em separado da guia do simples, o que adiciona complexidade ao cálculo.

Lucro Presumido

Nesse regime, a Receita Federal presume que a empresa tem um lucro de 8% a 32%, dependendo da atividade econômica. Assim, a alíquota aplicada é fixa e a base de cálculo é o faturamento bruto. Esse regime é destinado a médias empresas e é mais simples que o Lucro Real, mas mais complexo que o Simples Nacional.

As empresas médicas podem se enquadrar tanto na atividade econômica de serviços médicos hospitalares (com bases de cálculo menores – 8% para fins de imposto de renda e 12% para a CSLL) quanto na atividade de prestação de serviços, que apresenta a maior base de cálculo (32%), a depender da área de atuação médica e da estrutura da empresa. As empresas submetidas a base de cálculo menor recolhem uma taxa ao redor de 6,5% mais imposto sobre serviços (ISS), que é um imposto municipal, variando de 2 a 5%. As empresas submetidas a base de cálculo de 32% recolhem ao redor de 11,3% de impostos, acrescidos do ISS. Podem ser enquadradas no lucro presumido as empresas que faturam até R$ 78 milhões anuais.

Lucro Real

Nesse regime, a empresa precisa apresentar suas demonstrações financeiras para a Receita Federal, que vai avaliar o lucro real e aplicar a alíquota de imposto de renda sobre ele. Esse regime é destinado a grandes empresas e é o mais complexo de todos, exigindo maior diligência contábil e burocracia.

TABELA 4 Comparação entre os regimes tributários

Regime Tributário	Alíquota	Base de cálculo	Destinado a	Complexidade
Simples Nacional	Fixa (4% a 20%)	Faturamento	Micro e pequenas empresas	Baixa
Lucro Presumido	Fixa (8% a 32%)	Faturamento	Médias empresas	Média
Lucro Real	Variável	Lucro	Grandes empresas	Alta

ATENÇÃO

Nos próximos tópicos iremos focar a discussão nos regimes tributários Simples e Lucro Presumido, pois esses são os mais utilizados pelos grupamentos médicos.

PRINCIPAIS TRIBUTOS

Existem dois grandes grupos de tributos: aqueles que incidem sobre o lucro e os que incidem sobre o faturamento.

Segue na Tabela 5 um resumo dos tributos recolhidos pelas empresas médicas.

TABELA 5 Resumo dos principais tributos recolhidos pelas empresas

Tributo	Incidência	Base de Cálculo	Alíquota
Imposto de Renda (IRPJ)	Lucro	Lucro Real ou Presumido	15% mais 10% sobre a parcela que ultrapassar R$ 20.000 por mês
Contribuição Social sobre o Lucro (CSLL)	Lucro	Lucro Real ou Presumido	9%
Programa de Integração Social (PIS)	Faturamento	Faturamento	0,65%
Contribuição para o Financiamento da Seguridade Social (COFINS)	Faturamento	Faturamento	3%
Imposto sobre serviços (ISS)	Faturamento	Faturamento	2%*

ATENÇÃO

Todos os impostos são recolhidos para a união, com exceção do ISS, que é municipal.

PLANEJAMENTO TRIBUTÁRIO

Tendo conhecimento dos impostos e suas alíquotas, dos regimes tributários e dos tipos de empresa, é possível construir cenários para a realização do melhor planejamento tributário para cada situação.

O planejamento tributário nada mais é que o estudo que visa, legalmente, escolher o regime tributário em que haverá menor incidência de impostos. É altamente recomendado que, qualquer que seja o regime escolhido, consulte-se um contador e um advogado para que se verifique a viabilidade da implementação do estudo realizado.

Segundo a Figura 1, pode-se perceber que as empresas enquadradas no lucro presumido que considera para base de cálculo do imposto de renda (IR) 8% e contribuição social sobre o lucro líquido (CSLL) 12% são as que apresentam menor carga tributária. Para se enquadrar nesse cenário, existem alguns pré-requisitos que a empresa precisa se preencher, como: estar constituída como sociedade empresária (empresa LTDA; Eireli não se enquadra), atender às normas e possuir aval da Agência Nacional de Vigilância Sanitária (ANVISA), possuir registro no Cadastro Nacional de Estabelecimentos de Saúde (CNES), optar pelo lucro presumido e atender aos requisitos de serviços hospitalares (atividades como consultas e atendimentos ambulatoriais não se enquadram). Esse tipo de empresa apresenta a menor taxa de recolhimento de tributos, que varia de 7,9 a 8,5% sobre o faturamento bruto.

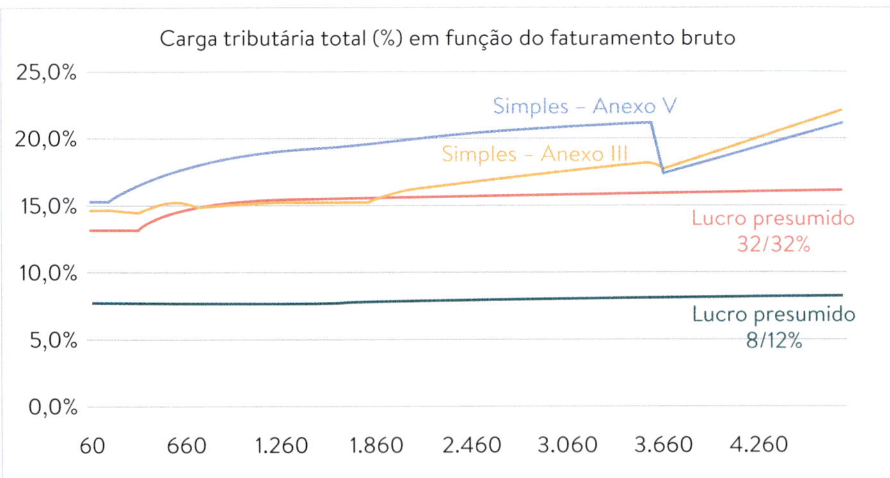

FIGURA 1 Simulação da carga tributária total (como porcentagem do faturamento bruto) em função do aumento do faturamento bruto (R$ mil por ano). Foi considerado imposto sobre serviços (ISS) de 2%.

A segunda faixa mais vantajosa é observada nas empresas que optarem pelo lucro presumido com base de cálculo de 32% tanto para o IR quanto para a CSLL. Empresas com faturamento de até R$ 900.000 anuais (R$ 75.000 mensais) recolherão menos impostos no regime de lucro presumido quando comparadas com o recolhimento por meio do Simples Nacional (anexo III). Para empresas com faturamento acima de R$ 900.000 até R$ 1,86 milhões anuais (R$ 155.000 mensais), o Simples Nacional (anexo III) se torna mais vantajoso.

ATENÇÃO

Para acessar o anexo III, a empresa precisa ter um gasto total com a folha de pagamento igual ou maior que 28% do faturamento bruto. Nessa simulação os tributos do simples anexo III variam de 15,2% a 15,8% para essa faixa de faturamento.

Empresas que optarem pelo simples anexo V serão as que deverão recolher a maior carga tributária em função do faturamento bruto.

ATENÇÃO

Existe outra opção que vale a pena ser explorada junto ao contador e ao advogado da empresa médica: a sociedade uniprofissional (SUP). Essas sociedades apresentam regime diferenciado de recolhimento do imposto sobre serviços (ISS). Para usufruir desse benefício, a sociedade deve protocolar o pedido de enquadramento junto à prefeitura.

Em São Paulo existe uma Lei (n. 13.701/2003 – artigo 15, parágrafo 1º) que define as sociedades uniprofissionais como sendo "aquelas cujos profissionais (sócios, empregados ou não) são habilitados ao exercício da mesma atividade e prestam serviços de modo pessoal, em nome da sociedade, assumindo responsabilidade pessoal, nos termos da legislação específica."

A mesma lei estabelece que não se enquadram como SUP as sociedades que:

- Sejam sócias de outra sociedade.
- Desenvolvam atividade diversa daquela a que estejam habilitados profissionalmente os sócios.
- Tenham sócio que delas participe tão somente para aportar capital ou administrar.
- Explorem mais de uma atividade de prestação de serviços.
- Terceirizem ou repassem a terceiros os serviços relacionados à atividade da sociedade.
- Caracterizem-se como empresárias ou cuja atividade constitua elemento de empresa.
- Sejam filiais, sucursais, agências, escritório de representação ou contato, ou qualquer outro estabelecimento descentralizado ou relacionado a sociedade sediada no exterior.

É importante ressaltar que as SUP não podem optar pelo regime de tributação do Simples Nacional. Além disso, as EIRELI são consideradas, em sua essência, sociedades empresariais; portanto, também não se enquadram na categoria de sociedades uniprofissionais. Nesse contexto, o caminho mais viável para se tornar SUP é por meio de uma sociedade limitada uniprofissional, de uma sociedade simples ou de uma LTDA no regime de tributação de lucro presumido.

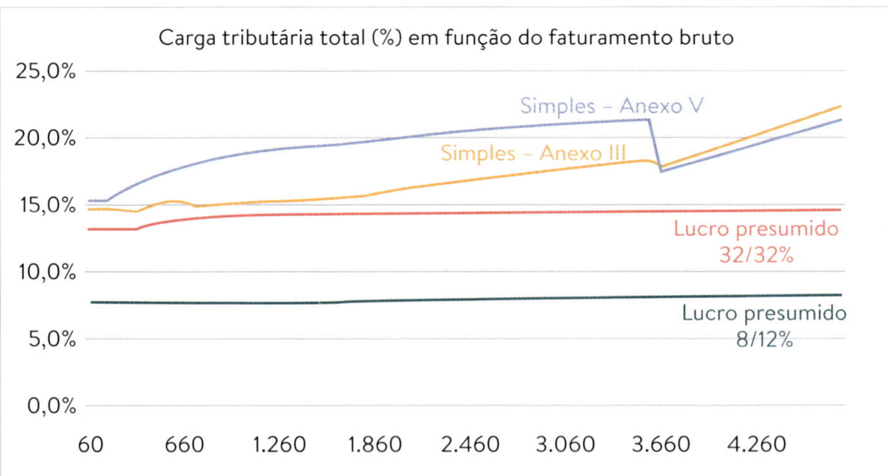

FIGURA 2 Simulação da carga tributária total com recolhimento do imposto sobre serviços (ISS) no modelo uniprofissional.

Podemos observar na Figura 2 a otimização na arrecadação de uma empresa SUP no lucro presumido, com isenção do cálculo do ISS sobre o faturamento e recolhimento desse mesmo tributo sobre a quantidade de sócios médicos (considerou-se uma sociedade com cinco sócios, recolhendo o valor fixo de ISS de R$ 498,82 por mês). Nesse cenário, a tributação variou de 13 a 14,4%.

PRINCIPAIS DEMONSTRATIVOS CONTÁBEIS

As demonstrações contábeis são relatórios obrigatórios que todas as empresas precisam ter, porém, quando bem conhecidos, auxiliam no gerenciamento do negócio e na melhor tomada de decisão para o futuro da empresa.

Segundo o Instituto dos Auditores Independentes do Brasil, "as demonstrações contábeis são uma representação monetária estruturada da posição patrimonial e financeira em determinada data e das transações realizadas por uma entidade no período findo nessa data".

Os principais demonstrativos contábeis estão descritos na Tabela 6.

TABELA 6 Comparativo entre os dois principais demonstrativos contábeis

Demonstrativo contábil	O que é	Finalidade	Principais diferenças
Balanço Patrimonial	É uma demonstração contábil que apresenta a posição financeira e patrimonial da empresa em um determinado momento.	Mostrar a situação financeira da empresa em um determinado momento, apresentando o valor total de seus bens, direitos e obrigações.	O balanço patrimonial apresenta uma visão estática da empresa, ou seja, a situação financeira da empresa em um determinado momento. É dividido em ativo, passivo e patrimônio líquido.
Demonstração do Resultado do Exercício (DRE)	É uma demonstração contábil que apresenta o resultado financeiro da empresa em um determinado período, mostrando a diferença entre suas receitas e despesas.	Mostrar o lucro ou prejuízo da empresa em um determinado período.	A DRE apresenta uma visão dinâmica da empresa, ou seja, a situação financeira da empresa em um determinado período. É dividida em receitas, custos e despesas.

BALANÇO PATRIMONIAL

O balanço patrimonial é um dos principais demonstrativos contábeis de uma empresa, sendo geralmente feito uma vez por ano. Nele observam-se a origem e o destino dos investimentos da empresa.

O balanço é composto por três informações principais: ativos, passivos e patrimônio líquido. Esse demonstrativo possui tal nome porque, em sua estrutura, essas informações sempre devem estar em equilíbrio, respeitando-se a fórmula: ativos = passivos + patrimônio líquido.

Do lado esquerdo do documento encontram-se os ativos, nos quais pode-se observar em que os recursos da empresa estão sendo aplicados. Os ativos são os bens e direitos que a empresa possui, ou seja, tudo aquilo que se espera que gere valor para o negócio, como maquinários, veículos, equipamentos, estoques e contas a receber.

Do lado direito do balanço patrimonial, encontram-se as origens dos investimentos da empresa. Os investimentos realizados por meio de terceiros constituem o passivo da empresa, que representam todas as suas despesas, obrigações e dívidas (p. ex., salários de funcionários, tributos, fornecedores e empréstimos a pagar). Já os investimentos oriundos do capital próprio dos sócios formam o patrimônio líquido, que pode ser constituído por meio de aporte inicial dos sócios ou através dos lucros acumulados previamente.

É importante salientar que tanto ativos quanto passivos podem ser de curto prazo (menores de doze meses), quando são chamados de circulantes, ou de longo prazo (acima de doze meses), sendo chamados de não circulantes.

A principal função do balanço patrimonial é possibilitar análises econômico-financeiras da empresa, como:

- Indicadores de renda – retorno sobre os ativos e retorno sobre o patrimônio líquido.
- Indicadores de liquidez – liquidez imediata, corrente, seca e geral.
- Indicadores de dívida – grau de endividamento (relação passivos/patrimônio líquido) e endividamento (relação passivos/ativos).

Na Tabela 7 é apresentado um exemplo de um balanço patrimonial hipotético.

TABELA 7 Exemplo de um balanço patrimonial

Ativo	R$ (mil)	Passivo	R$ (mil)
Ativo Circulante	**70**	**Passivo Circulante**	**35**
Caixa	**10**	**Fornecedores**	**20**
Contas a Receber	30	Salários a Pagar	15
Estoque	30	Impostos a Pagar	0
Ativo Não Circulante	**30**	**Passivo Não Circulante**	**10**
Imóveis	20	Empréstimos	10
Veículos	10		
		Patrimônio Líquido	**55**
		Capital Social	50
		Reservas de Lucros	5
Total do Ativo	100	Total do Passivo e PL	100

DEMONSTRAÇÃO DO RESULTADO DO EXERCÍCIO

A demonstração do resultado do exercício (DRE) tem como principal finalidade mostrar se as operações da empresa estão gerando lucro ou prejuízo em determinado período. Normalmente, sua periodicidade é mensal. Em conjunto com o balanço patrimonial, compõe os dois principais relatórios contábeis.

> **ATENÇÃO**
>
> A DRE é elaborada respeitando o princípio contábil da competência, que determina que os efeitos das transações sejam reconhecidos nos períodos em que elas ocorreram, independentemente do recebimento ou pagamento. Como consequência prática, podem-se observar empresas que, apesar de gerarem lucro pela DRE, não geram caixa porque não possuem estrutura de faturamento e cobrança adequadas, por exemplo.

Interpretação da DRE:

- Receita bruta – total do valor de todas as vendas.
- Receita líquida – receita bruta descontada dos impostos sobre a receita (PIS, COFINS e ISS).

- Custos – todos os gastos relacionados diretamente com a prestação do serviço, como a remuneração dos médicos.
- Despesas – todos os gastos relacionados à manutenção do negócio, como conta de telefone, funcionários do consultório, contabilidade.
- EBITDA (*earnings before interest, taxes, depreciation and amortization*) – resultado da receita líquida menos custos e despesas.
- Depreciação, amortização – é a contabilização do desgaste dos maquinários e imóveis que ocorre com o passar do tempo.
- Juros – podem ser positivos (aplicações financeiras) ou negativos (dívidas).
- Impostos – estamos nos referindo aos impostos sobre o lucro (imposto de renda e contribuição social sobre o lucro líquido).
- Resultado líquido do exercício – resultado após os descontos de depreciação, amortização, juros e impostos.

A DRE é um relatório utilizado tanto gerencialmente, mostrando se a empresa está sendo lucrativa ou se está dando prejuízo, quanto pelo governo para checar se todos os impostos foram calculados corretamente.

Os principais indicadores gerados a partir da DRE são:

- EBITDA – lucro líquido menos custos e despesas, pode ser usado como *proxy* para a geração de caixa da empresa. É usado também para calcular o valor da empresa.
- Margem operacional – mede a eficiência operacional da empresa, calculado por meio da divisão do resultado operacional (receita líquida menos os custos) pela receita líquida.
- Margem de lucro líquida – é a margem de lucro da empresa, com todas as despesas e impostos subtraídos.

CONSIDERAÇÕES FINAIS

É essencial que os médicos possuam conhecimento sobre os tipos societários, tributos e regimes tributários, pois é a partir dessas informações que se deve escolher qual empresa abrir e em qual regime tributário ela deve se enquadrar.

O objetivo do capítulo é fornecer as informações necessárias para que seja possível a melhor tomada de decisão junto ao advogado e ao contador no momento de abertura da empresa e, além disso, subsidiar o médico com o conhecimento necessário para acompanhar a evolução de sua empresa por meio dos demonstrativos contábeis.

6

Gestão em anestesiologia

Arthur de Campos Vieira Abib
Leopoldo Muniz da Silva

DESTAQUE DO TEMA

1. O planejamento estratégico é uma metodologia de pensamento participativo, utilizada para definir a direção que o serviço de anestesia deve seguir, por meio da análise de objetivos válidos e não subjetivos.
2. No mapeamento de processos é possível identificar gargalos, inconsistências e oportunidades de melhoria. Conhecendo melhor as interações de processos, pode-se compreender melhor as necessidades e requisitos de cada parte, aprimorar o fluxo e assim contribuir para maior agilidade e assertividade na realização das atividades.
3. A ciência da melhoria auxilia a gestão em transformar mudanças em resultados positivos, relevantes e duradouros ao longo do tempo.
4. A saúde baseada em valor é um conceito que nasce da tentativa de equilibrar a relação entre custo e qualidade nos serviços médicos.

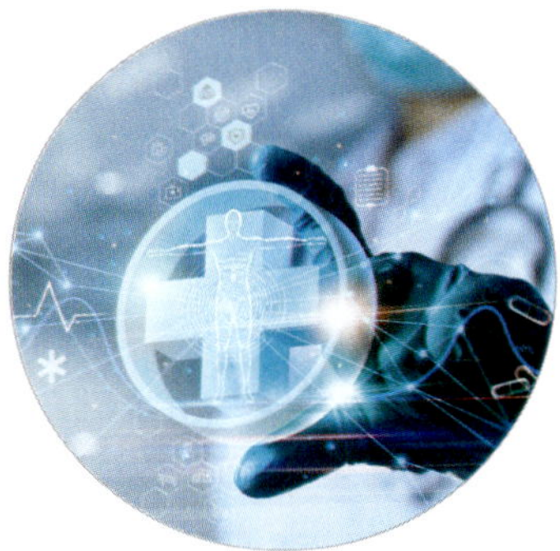

INTRODUÇÃO

A concepção de equipe como um grupo de pessoas que realiza algo em conjunto demanda o conceito de prestar assistência de maneira harmônica e garantindo a liberdade conferida a todos os membros para contribuir com ideias e opiniões a fim de solucionar problemas. Esse tipo de trabalho em equipe pressupõe cooperação entre seus membros com o intuito de interagir e intervir na realidade que se apresenta e seus desafios. Contudo, a interação entre profissionais se revela complexa, por reunir médicos com diferentes histórias de vida, conhecimento técnico e formações diversas, em torno da difícil tarefa de responder adequadamente às necessidades dos usuários do serviço, da própria instituição, bem como aos desejos e à individualidade de cada membro da equipe. Nesse contexto, a gestão estratégica de serviços de anestesia torna-se fundamental para garantir uma assistência de qualidade apoiada no pilar de qualidade percebida por usuários da prestação de serviço em saúde e na gestão financeira eficiente.

A simples composição de equipes de anestesia não corresponde necessariamente à configuração de um "trabalho em equipe". Percebe-se ainda que, em face das distintas demandas por cuidado de saúde e situações que se apresentam no cotidiano, diversas modalidades de intervenção multiprofissional podem ocorrer. Distintos aspectos permeiam a gestão de equipes médicas, como: o campo das relações interprofissionais – como a autonomia técnica, a complementaridade e a interdependência das atividades, a articulação das ações e a continuidade do cuidado, a forma de comunicação, a construção de consensos, projetos de educação continuada, avaliação de desempenho médico, a elaboração de projetos assistenciais comuns e a forma como são tomadas as decisões, entre outros. Tais pontos devem fazer parte da visão estratégica da gestão a fim de garantir o alcance dos objetivos da equipe.

PLANEJAMENTO ESTRATÉGICO

Três palavras que quase sempre aparecem juntas e são um divisor de águas em qualquer organização: missão, visão e valores. Uma vez definidos, o planejamento estratégico pode ser iniciado. Porém, apesar de parecer uma tarefa fácil, construir missão, visão e valores demanda bastante atenção e dedicação não só dos gestores, mas de todos os membros que compõem o serviço de anestesia. Missão, visão e valores são o tripé que confere propósito para uma empresa. Sem esse tripé, é praticamente impossível construir um planejamento estratégico e guiar as decisões de modo a atingir os resultados esperados. Em resumo, a missão é o propósito da empresa, o motivo pelo qual ela existe e trabalha todos os dias. Já a visão é a declaração de onde a empresa quer chegar, um grande objetivo a ser alcançado a longo prazo, e os valores são os princípios a serem seguidos em todas as ações da organização, devendo ser visíveis e praticados tanto interna quanto externamente.

O planejamento estratégico é uma metodologia de pensamento participativo, utilizada para definir a direção que o serviço de anestesia deve seguir, por meio da análise de objetivos válidos e não subjetivos. Geralmente, o plano estratégico é composto pelos seguintes tópicos:

- Definição do âmbito do negócio e da filosofia da empresa.
- Políticas gerais e estratégias gerais.
- Objetivos gerais e planos de ação gerais.
- Políticas especificas.
- Objetivos específicos e planos de ação específicos.
- Quadros de resultados.
- Análise do cumprimento do plano anterior.

As vantagens na condução do planejamento estratégico estão listadas no Quadro 1. É importante destacar que o planejamento estratégico deve fazer parte da cultura organizacional. Entretanto, o sucesso ou fracasso de um serviço de anestesia não depende exclusivamente do desenvolvimento de um plano estratégico único. Liderança positiva, ambiente de trabalho confortante e programas que visem à qualidade de vida dos seus integrantes são também fatores determinantes.

QUADRO 1 Vantagens de discutir e implantar um planejamento estratégico

Discutir e reafirmar os objetivos válidos da equipe.
Indicar a direção certa para onde a empresa deve ir.
Parâmetros para tomar decisões estratégicas de maneira independente de suas vontades pessoais e dependente da realidade contextual da empresa no mercado.
Decisão sobre quais problemas internos ou externos devem ser resolvidos e com que prioridade.
Revelar oportunidades irrelevantes (dentro do negócio atual) e as oportunidades boas (fora do negócio atual).
Direcionar recursos para as áreas de maiores resultados, nas quais a empresa é mais forte.
Prevenção de problemas e discussão de problemas internos.
Evitar o desperdício de recursos humanos e financeiros, eliminando a ineficácia e a ineficiência.
Servir como base para a elaboração dos demais planos da empresa, tanto em nível tático quanto em nível operacional.

LIDERANÇA

Líderes de processos assistenciais em saúde devem ter como objetivo principal desenvolver um sistema de gestão e cultura que coloque em primeiro lugar a segurança do paciente, os valores e o engajamento da equipe médica para promover uma assistência livre de falhas, com aprendizado a partir de eventos e sem apontar culpados, sendo ainda capaz de se adaptar de maneira segura e rápida às mudanças no sistema de saúde e inovações tecnológicas que agregam qualidade técnica no cuidado cirúrgico. Contudo, essa teoria não se aplica de modo tão simples. Algumas características são relevantes para a liderança na gestão de serviços de anestesia, como as apresentadas a seguir.

Paciente no centro do cuidado

Desenvolver a assistência pelo ponto de vista do paciente é fundamental para garantir melhores experiências de atendimento. Isso implica entender e acompanhar todo o caminho do paciente dentro da instituição, desde a entrada, na consulta pré-anestésica, realizando exames diagnósticos pré-operatórios, anestesia, recuperação, alta e acompanhamento pós-anestésico. Concentrar-se apenas em uma etapa do processo gera uma assistência fragmentada e o gestor pode facilmente deixar de perceber os desafios que os pacientes e instituições enfrentam na obtenção de seus resultados. Logo, gestão em anestesia implica necessariamente permear todo o processo cirúrgico e participar dele em sua plenitude.

Ambiente colaborativo

A capacidade de criar um ambiente colaborativo que valoriza o alinhamento entre a gestão do serviço de anestesia e o anestesiologista minimiza o *burnout* por meio do desenvolvimento de programas de bem-estar médico deve ser uma premissa na gestão. Em outras palavras, cuidar de quem cuida do paciente é uma importante prioridade. Anestesiologistas estão enfrentando uma crescente demanda de pacientes que apresentam condições clínicas mais complexas. Esse aumento da demanda pela especialidade está colidindo com as mudanças no local de trabalho, um número crescente de métricas de desempenho, aumento de requisitos de documentação e redução de custos operacionais.

Esse ambiente pode gerar o *burnout*, condição que inclui: sobrecarga de trabalho, falta de controle, recompensas insuficientes, falta de convívio social, ausência de empatia e conflito de valores. Médicos experimentam cada vez mais os estresses causados por pressão de tempo no ambiente de trabalho. O *burnout* médico atrapalha a capacidade da organização de fornecer serviços seguros e eficazes, e coloca os médicos em risco de problemas graves, incluindo exaustão e uma sensação de ineficácia, os quais aumentam as chances de depressão, dependência de psicotrópicos e até mesmo suicídio.

Autonomia médica e alinhamento em equipe

Os médicos são os profissionais tomadores de decisão e tradicionalmente há desafios em inserir o médico e sua autonomia no contexto do ambiente baseado em equipe. Logo, a liderança deve promover uma gestão participativa, em que ouvir e entender diferentes contextos torna-se fundamental para consolidar boas práticas e implantar ações assistenciais nas quais o propósito seja claro para todos. Além disso, acolher rupturas inovadoras e se adaptar às mudanças necessárias é uma das premissas para garantir a continuidade da evolução em termos de qualidade técnica da equipe.

GESTÃO POR PROCESSOS

Recursos humanos e estrutura física e tecnológica são combinados para desenvolver processos assistenciais que chegam aos resultados esperados visando prevenir doenças, promover saúde, melhorar condições por meios cirúrgicos ou reabilitar o paciente. Desenvolver a estrutura em saúde impacta a otimização dos processos e garante o resultado esperado. O mapeamento de processos é um planejamento que permite estruturar o sistema do serviço de anestesia, fornecendo qualidade no atendimento aos clientes/pacientes. Mapear processos é conectar as diversas atividades inter-relacionadas no ambiente organizacional. Dessa forma, conhecer as diversas etapas que interagem entre si na cadeia de prestação de serviços aos clientes. Nesse mapeamento é possível identificar gargalos, inconsistências e oportunidades de melhoria. Conhecendo melhor as interações de processos, podemos compreender melhor as necessidades e requisitos de cada parte e aprimorar o fluxo, contribuindo assim para maior agilidade e assertividade na realização das atividades. Por exemplo, no mapeamento de processos do paciente cirúrgico, a avaliação pré-anestésica é uma relevante etapa na qual a tarefa precisa ser detalhada quanto a seus riscos assistenciais amplos e barreiras de segurança, de modo a permitir que essa etapa do processo ocorra sem falhas, de maneira segura e com menos interferência da prestação de cuidados baseados em práticas pouco seguras. Quando o serviço busca a gestão de excelência, precisa implementar a gestão por processos e não a gestão de processos. Na gestão de processos temos processos sendo monitorados, mantidos sob controle e que estão funcionando como planejado. No entanto, oferece uma visão limitada da organização. Mais do que implementar sistemas de trabalho com descrições e medições de cada atividade, a gestão por processos necessita de visão sistêmica. Sem ela, é impossível perceber como o todo significa muito mais do que uma simples soma das partes. No exemplo acima citado, a avaliação pré-anestésica deve ser revista e avaliada dentro do processo de interação com assistência de enfermagem (admissão e gestão de riscos), banco de sangue (reserva de hemoderivados), unidade de terapia intensiva (reserva de leito), serviço de nutrição (abreviação de jejum), planejamento da analgesia pós-operatória (clínica de dor), e todas as áreas e setores que garantam uma prestação de serviço não fragmentada.

QUALIDADE E CIÊNCIA DA MELHORIA

Na área da saúde, a gestão da qualidade visa viabilizar a educação contínua dos profissionais em toda a organização alinhada a uma lógica racional de trabalho. Além disso, busca gerir continuamente indicadores que subsidiem o monitoramento do desempenho organizacional e dos resultados assistenciais e gerenciais, visando a sua melhoria. A melhoria de qualidade no cuidado de saúde traduz-se em mudanças que produzem, direta ou indiretamente, melhores resultados assistenciais, incorporando elementos técnicos passíveis de certo grau de padronização, mas, principalmente, adicionando interações disciplinares fortemente imbrincadas com o contexto da perspectiva do paciente. A ideia de uma Ciência da Melhoria foi inicialmente colocada por Langley et al., em 1996, na primeira edição de *The Improvement Guide*, e pressupõe que toda melhoria, em qualquer área de atividade, advém do desenvolvimento, teste e implementação de mudanças, e que a estruturação de processos de melhoria com base na ciência potencializa a obtenção de resultados mais efetivos. Assim, uma mudança implantada somente torna-se válida se produzir resultados duradouros, relevantes e positivos ao longo do tempo. A ciência da melhoria enfatiza a inovação, por meio de testes rápidos realizados em ambientes de trabalho reais, e propagação dos resultados, a fim de gerar aprendizado sobre as mudanças que resultaram em melhoria. A metodologia envolve responder a três perguntas fundamentais combinadas com ciclos *Plan-Do-Study-Act* (PDSA) para formar a base do modelo de melhoria contínua (Figura 1). A primeira etapa do método PDSA é o "*Plan*" (Planejar). A etapa do "*Plan*" (Planejar) é usada para identificar o problema e traçar um plano de ação a partir disso. A segunda etapa do método PDSA é "*Do*" (Fazer). Com o problema identificado, e o planejamento traçado, é possível partir para a execução. Dessa forma, estabelecemos o que fazer, quem vai fazer e em quanto tempo a ação será executada. Assim, dividimos as tarefas e sabemos como monitorar o andamento das atividades. Com as ações tomadas na primeira (*Plan*) e na segunda fase (*Do*), o momento é de analisar os resultados (*Study*). Por meio de um monitoramento mais eficiente, é possível concluir se as intervenções feitas surtiram resultados.

Desse modo, deve-se estabelecer um recorte de tempo para avaliar as métricas, reunir as observações, colher os feedbacks e verificar se a solução foi alcançada. Já com os subsídios para dizer se o planejamento tomou o rumo desejado e se as ações foram eficientes e os resultados foram favoráveis, podemos implantar a última etapa, caracterizada pelo fortalecimento de ações para garantir o resultado alcançado, implantação de novas ações a partir do aprendizado obtido e até mesmo concluir que um novo ciclo de melhoria será necessário. Tal ciclo é uma das diversas ferramentas da qualidade que podem ser usadas na gestão da qualidade pelos serviços de anestesiologia, de modo a fazer que mudanças necessárias e implantadas se consolidem como melhorias duradouras e com impacto para os processos em anestesia. Há diversas outras ferramentas da qualidade que podem ser utilizadas nos diferentes processos assistenciais, como: fluxograma, lista de verificação, gráfico de controle, gráfico de Pareto, diagrama de causa e efeito ("espinha de peixe"), 5W2H (*what, who, when, where, why, how, how much*), matriz/análise SWOT (*strengths, weaknesses, opportunities, threats*), histograma, diagrama de dispersão, matriz GUT (gravidade, urgência e tendência), entre outras. Nesse escopo, o líder médico é o agente essencial no processo de gestão das políticas, estratégias e avaliação da qualidade, no sentido de definir metas e estratégias compatíveis com recursos e interesses organizacionais, assim como na escolha das ferramentas apropriadas para tal.

Engajar médicos não é tarefa fácil. O engajamento de pessoas acontece a partir do momento em que a liderança for clara a respeito da importância da qualidade. Uma vez que a qualidade for uma pauta constante e todos os processos estiverem

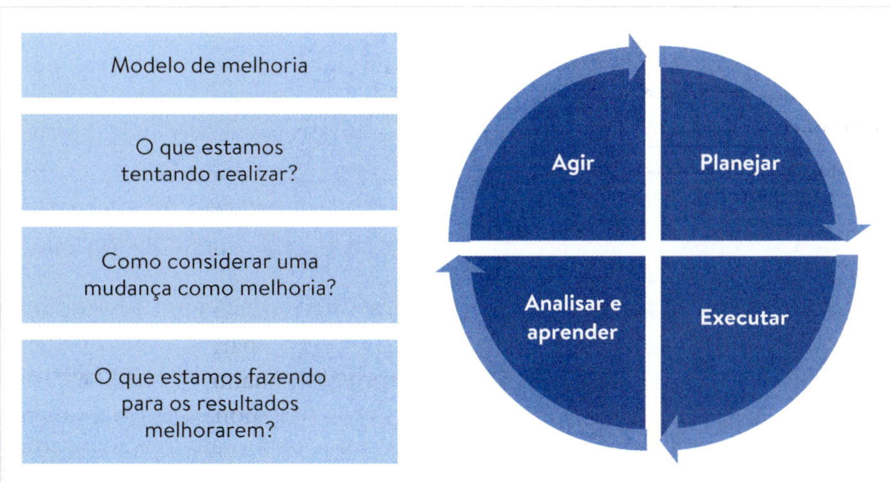

FIGURA 1 Modelo de melhoria e ciclo PDSA (*Plan-Do-Study-Act*).

diretamente relacionados a ela, toda a equipe entenderá o propósito em busca dos melhores resultados. A avaliação de desempenho atrelada a metas esperadas em relação à qualidade técnica também é uma estratégia para alavancar o empenho de todos em prol de objetivos comuns a todos os médicos que integram o serviço de anestesiologia.

INDICADORES EM ANESTESIOLOGIA

Os indicadores indicam algo, isto é, sinalizam gargalos e apontam perspectivas. Em última análise, apontam uma "dor" de determinado processo. Por isso é muito importante que, para a utilização deles, o serviço de anestesiologia já tenha metas estabelecidas para as métricas que se deseja acompanhar. Assim, a análise dos indicadores servirá de base para saber se determinado protocolo, por exemplo, está trilhando o caminho certo em termos de adesão e resultados esperados. Também é válido ressaltar que cada instituição tem suas demandas e particularidades. Isso significa dizer que os indicadores-chave não serão os mesmos para todas as instituições. A definição das métricas a serem avaliadas é, portanto, um processo individual. Podemos definir indicadores de saúde como instrumentos utilizados para medir uma realidade, como parâmetro norteador, instrumento de gerenciamento, avaliação e planejamento das ações na saúde, de modo a permitir mudanças nos processos e resultados. O indicador é importante para nos conduzir ao resultado final das ações propostas em um planejamento estratégico. Em anestesiologia, indicadores de processo podem ser utilizados para medir a adesão a determinada conduta ou protocolo específico, determinados como boas práticas e desenhados para serem norteadores de conduta. Indicadores de resultado podem ser utilizados para medir a efetividade de determinada conduta. Podemos citar, como exemplo, as taxas de ocorrência de náuseas e vômitos ou dor intensa em determinados tipos de cirurgia, correlacionando tais eventos à adesão às medidas específicas no intraoperatório, como protocolo de profilaxia antiemética e controle analgésico.

VALOR EM SAÚDE

A medicina tradicional baseada em serviços tem como foco a resolução de doenças e a quantidade de procedimentos realizados. Assim, a experiência do paciente fica em segundo plano, de modo que o mais importante é seguir o processo e não necessariamente alcançar o desfecho clínico positivo para o paciente. A saúde baseada em valor é um conceito que nasce da tentativa de equilibrar a relação entre custo e qualidade nos serviços médicos. É também um modelo de remuneração que relaciona a qualidade dos desfechos clínicos que são importantes aos pacientes com os custos para produzi-los. O conceito de saúde baseada em valor privilegia a performance e a qualidade dos serviços, valorizando a experiência do paciente. Nesse sentido, o valor não deve ser mensurado para a instituição, operadora de saúde ou especialidade médica, e sim para o paciente.

Uma das irrefutáveis vantagens de um modelo de saúde baseado em valor é o engajamento dos pacientes, pois ele se torna o centro dos cuidados e participa mais das decisões a serem tomadas sobre seu tratamento. Assim, os médicos oferecem mais informações sobre processos de cuidado, condutas e o paciente participa ativamente dos processos de decisão.

É notável também a inexistência de relação linear entre aumento de custos e qualidade de serviços prestados. Ou seja, alto custo não implica necessariamente melhores resultados clínicos. Nesse contexto, o conceito de saúde baseada em valor agrega mais sustentabilidade aos sistemas de saúde, proporcionando uma ênfase maior nos cuidados preventivos que diminuem significativamente os custos assistenciais. Logo, prevenir e evitar que complicações e eventos adversos ocorram é uma das bases do conceito de valor. Por fim, um dos principais benefícios da saúde baseada em valor é o aumento na qualidade dos serviços médicos. Para isso, atrelar a remuneração dos profissionais e instituições prestadoras de serviços à saúde e não ao volume é essencial para que o processo de melhoria ocorra.

CONSIDERAÇÕES FINAIS

A especialidade anestesiologia e a gestão de serviços na especialidade necessitam considerar e consolidar a ideia de que a especialidade não estar isolada, mas sim inserida em uma linha de cuidado cirúrgico. Serviços de anestesiologia devem ser gerenciados com ampla interface e colaboração com equipe multiprofissional, serviços de apoio e especialidades que colaboram com o resultado esperado para o paciente cirúrgico. A visão deve ser baseada em mercado, mas não se pode perder o foco na assistência humanizada, garantindo-se o equilíbrio entre gestão financeira, qualidade técnica, experiência do paciente e novas tecnologias. E cada vez mais, o que importa para o sistema de saúde que agrega valor às suas práticas é considerar sempre o melhor desfecho para o paciente, sobrepondo-se ao conservadorismo de uma medicina baseada na hierarquia médica, centrada exclusivamente no seu poder de tomada de decisão.

REFERÊNCIAS

1. Langley GJ, Moen R, Nolan KM, Nolan TW, Norman CL, Provost LP. The improvement guide: a practical approach to enhancing organizational performance. San Francisco: Jossey-Bass Publishers; 2009.

2. Galdino SV, Reis EMB, Santos CB, Soares FP, Lima FS, Caldas JG, et al. Ferramentas de qualidade na gestão dos serviços de saúde: revisão integrativa de literatura. Rev Elet Gest Saúde. 2016;7(1):1023-57.
3. Antonacci G, Reed JE, Lennox L, Barlow J. The use of process mapping in healthcare quality improvement projects. Health Serv Manage Res. 2018;31(2):74-84.
4. Szokol JW, Chamberlin KJ. Value proposition and anesthesiology. Anesthesiol Clin. 2018;36(2):227-39.
5. Scurlock C, Dexter F, Reich DL, Galati M. Needs assessment for business strategies of anesthesiology groups' practices. Anesth Analg. 2011;113(1):170-4.

Índice remissivo